U0278442

生命尽头的需要

十周年纪念版

[美] 大卫 · 凯斯勒（David Kessler） 著
于晓明 译
方光光 审校

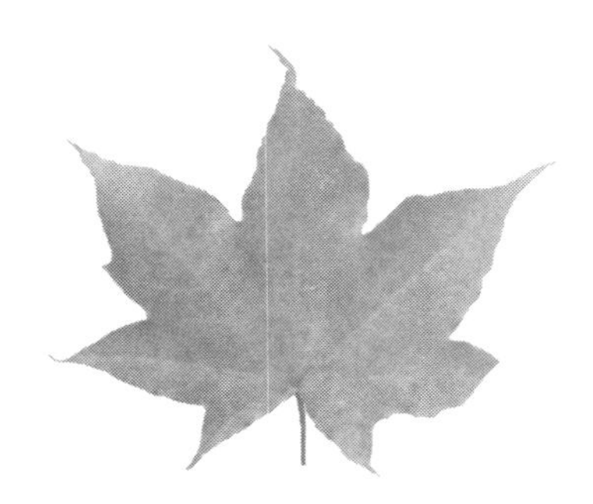

The Needs of the Dying

華夏出版社
HUAXIA PUBLISHING HOUSE

图书在版编目（CIP）数据

生命尽头的需要 /（美）大卫 · 凯斯勒 (David Kessler) 著；于晓明译 . -- 北京：华夏出版社有限公司，2021.1

书名原文：The Needs of the Dying

ISBN 978-7-5080-9935-4

Ⅰ．①生… Ⅱ．①大… ②于… Ⅲ．①临终关怀－护理 Ⅳ．① R473

中国版本图书馆 CIP 数据核字 (2020) 第 075334 号

生命尽头的需要

著　　者　[美] 大卫 · 凯斯勒　　审　　校　方光光
译　　者　于晓明　　版权统筹　曾方圆
策划编辑　朱　悦　陈志姣　　责任印制　刘　洋
责任编辑　陈志姣　　装帧设计　殷丽云
特约编辑　魏　杰

出版发行　华夏出版社有限公司
经　　销　新华书店
印　　刷　三河市少明印务有限公司
装　　订　三河市少明印务有限公司
版　　次　2021年1月北京第1版　2021年1月 北京第1次印刷
开　　本　880 × 1230　1/32
印　　张　9.25
字　　数　161千字
定　　价　59.80元

华夏出版社有限公司　地址：北京市东直门外香河园北里4号　邮编：100028
网址：www.hxph.com.cn　电话：（010）64663331（转）
若发现本版图书有印装质量问题，请与我社营销中心联系调换。

临终者的需要

- 需要被当作一个活生生的人来对待。
- 需要保持一种充满希望的感觉，无论关注点如何改变。
- 需要被内心充满希望的人所照料，无论状况如何发生改变。
- 需要用自己的方式表达对死亡的感受和情绪。
- 需要参与有关自身护理的决定。
- 需要富有同情心、敏感、有专业知识的人来照顾。
- 需要持续的医疗护理，即使目标可能从“治愈”变为“缓解痛苦”。
- 需要诚实和全面地回答所有问题。
- 需要寻求灵性。
- 需要摆脱身体上的痛苦。
- 需要用自己的方式表达对疼痛的感受和情绪。
- 需要孩子参与即将发生的死亡事件。
- 需要理解死亡的过程。
- 需要死得安详和有尊严。
- 需要不孤独地死去。
- 需要知道死后遗体不容侵犯并会获得尊重。

译者序

对生命与死亡的再思索

我在翻译这本书时，有数次情感的激荡和思绪的飞扬。越到后面，越有感觉，不仅是感知、感念，而是共性或合成的概念了。包括对生者，对尚存者，对濒死的过程，对死后的开放心态，等等。

当初我并没有翻译关于临终关怀、缓和医疗和安宁养护方面的书的念头。当我随武汉十五心理研究院的魏院长，陪加拿大的心理学家玛丽老师去协和肿瘤医院为护理人员讲课时，我发现了这样一群无私的护士群体，那么阳光，那么有爱心。她们在开垦国内尚不发达的临终关怀这一块新土地。我被感动了。我要学习她们为癌症病人的临终关怀事业做一点事。有段时间我在肿瘤中心做临终关怀志愿服务的讲课和翻译辅导工作，为护士们介绍这一领域里的实例，而后她们挑选其中很实用的内容，做培训资料。护士们对我讲的课反响很好。我乐在其中，也想要努力为需要的人们工作。后来就发展成为我开始翻译相关的书。人生就是要有意义，现阶段我的人生意义就是做我力所能及的事情。

在准备临终关怀的教材时，我读到一个不到 17 岁的花季女孩得了癌症的故事。看到她一直努力与死神抗争，在死前忍受了极度的痛苦，这搅动了我深层的悲痛，我父母过世时我的各种情绪再次冲出，就像井喷，冲击力依然巨大！最厉害的是其间还夹杂着恐惧——我自己对死亡的恐惧。

在翻译的过程中，我发现自己对死亡竟然有这么大的恐惧。想想那些每天和癌症病人打交道的护理人员和医生，想想他们经常要面对病人的死亡，该有多大的精神压力！那些癌症晚期的病人呢，他们的恐惧不是更大吗？我所翻译的本书的内容，就是帮助护理人员了解晚期癌症病人在死亡过程中的各种思想以及处理的方法。这不仅是告诉护理人员怎样了解病人，也是护理人员自己的意识提高的过程，也是我这个翻译人员的解惑过程。

恐惧归恐惧，我知道我必须克服这些情绪，克服我的恐惧。这是我人生的一个重要学习，学习有关死亡的过程和意义。死亡是人生一个不可分离的部分。许多人，包括我自己迟早都要经历这个过程。这是生命这段旅程的结束。几乎所有的人都会感到恐惧，因为此后即将发生的对我们来讲都是未知之事。

临终者对跨过死亡门槛后即刻面临的未知感到害怕。在我翻译这本书的过程中，不知不觉地，心里滋生出舒缓、平和的感觉，细细品来，甚至有一丝好奇和跃跃欲试。到现在，我读到的文献报道中，还没有关于死后存在的共通报道。但我对那未知早已松开了藩篱，放任了希冀。人类一直都没停止过探索，也逐步在接近真相。但这都得和文明的进展蓝图合拍，是个自然而然的过程。

关于死亡，我喜欢引用美国采矿工程师、法学学者、作家罗西特·沃辛顿·雷蒙德(1840–1918)的这段话："生命是永恒的；爱是不朽的；死亡不过是限制了我们视野的地平线而已。"这是美国人在葬礼上的经典致辞。因为它包含的既有生者的希望，也有死者要面临的事。生和死也许就是周而复始的四季轮回。我希望接触本书的读者也会有许多的心得体会。

这本书不仅是写给护士们的，也是写给病人、他们的家属、社会工作者和志愿服务者的。翻译这本书的过程就是我学习的过程。书里面有一章提到，倾听临终者的诉说就是我们能给予他们最好的礼物之一，我深有同感。回想起母亲临终前的几个月她是有觉知的，她跟我提到过两次。一次是对我讲："我好像活不长了吧？"我说："妈妈，没事，别瞎想。"此后不久，她又讲："我把你送给我的首饰都退给你吧，我也戴不上了。"我问她："为什么啊？妈妈，你不是喜欢首饰吗？"妈妈笑了笑，好像有些苦涩。这些我都没有听出来，后来继续忙，继续忽视母亲。真不敢想，当时她老人家是多么想我倾听她诉说衷肠啊，哪怕是多待一会儿！可我总觉得还有很长的时间。我无法挽回已经过去的事，这是我内心永远的痛楚，这个对我亲爱的母亲

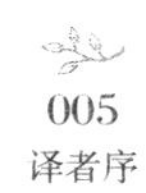

的觉知，来得太晚了。我唯有勤奋工作，传达临终者的需要，让别人的女儿不再错过母亲的信息，让亲人走得心安，让活着的人少留遗憾。这个翻译的过程是我流泪最多的过程。好像埋藏在心里很深的东西都在往外冒，往外淌。那是一条暗河，地下的暗河在清理，洗涤。

翻译是认真地再创造的过程，作品面对的是读者。翻译工作者对读者是负有责任的。有了责任，就有了一份工作的庄严。书里面写的是作者和他所接触到的临终者的真实经历以及他的感悟。由于我的工作，我近距离观察到他们的世界。我被他们的专业精神和人格感动了。我的再创造不知不觉间包含了我对自身的认识，他们的信仰途径和对生命的态度，让我对他们由衷地钦佩和仰慕。就是这些平凡的人物，让我们的世界变得更美好。这些无关国界，无关种族，无关经济状况，但有关人类的心灵。

从开始参与临终关怀的志愿者工作，到翻译这本书，我要感谢当初引我进入这个领域的协和医院肿瘤医院的护理部全体工作人员。他们为癌症病人建立爱心艺术之家，开展心理咨询和社会志愿者服务，他们给护士们做国内外的临终关怀方面的培训，等等。特别是他们组织的护士学习小组活动使得我有机会参与志愿者的工作，给护士们讲国外关于临终关怀领域里的理念、规则和经验。他们的安宁缓和疗护团队，持之以恒地做临终关怀的工作，不断实践和总结经验，并培训外省的相关护理人员至今，为国内的临终关怀事业做出了杰出的贡献。我要特别感谢从事临终关怀工作的成芳护士长，感谢程秀丽护士给我讲解和分辨实操方面的英文用法。我要感谢华夏出版社的朱悦编辑使我有幸翻译这本珍贵的对临终关怀领域里的护理人员、病人和家属以及社会工作者和志愿者在思想方法和实际操作方面都有指导意义的书籍。我要感谢华夏出版社的陈志姣编辑。没有她认真细致和优美通达的文笔润色，这翻译成中文的书读起来不会如此流畅。我也要感谢方光光医生对本书指出了疏漏之处，及时弥补了可能出现的不足。

我身边有些人一直是我人生的楷模。比如华中科技大学同济医院妇产科的老主任顾美皎教授和他的老伴——去年去世的武汉市第六医院的老院长张应天教授，他们两位医生践行了什么是人民的医生。

他们早已经是我心中的高山，高山仰止。我加入肿瘤医院的志愿者行列，直到翻译有关临终关怀的这本书，都是在向他们学习。记得我当初要翻译这本书时，我拿给顾教授看，她肯定了这本书的价值，说在国内，临终关怀是新的领域，说我做的工作很有意义。在翻译的过程中，我也得到了她的专业指导和帮助。我谨以此书的翻译服务，向顾美皎教授和张应天教授致以崇高敬意。

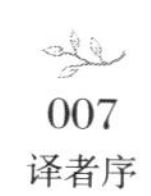

正是这些积极的因素推动我开始翻译这本书。我的工作是为让读者领悟到大卫·凯斯勒的书中所表达的真谛。我期盼这本书的中文翻译版能最贴近他的本意："我希望这本书能够帮助你为你自己的死亡或你所爱之人的离世做好准备，也希望这本书在你们生命中意义最深远的时刻给你们以抚慰。"

于晓明

于晓明 —— 译者简介

于 1973 年毕业于武汉大学外文系英文专业。是第一批工农兵学员。毕业后到武汉钢铁公司技术处任翻译，后参加过 20 世纪 70-80 年代在武钢引进国外钢铁设备的 07 工程的翻译工作。

2003 年参加了武汉大学心理咨询师的培训，后加入武汉十五心理研究院，担任董事至今。

2017-2018 年在武汉协和医院肿瘤医院参加过临终关怀的志愿者工作，为肿瘤中心护理人员和志愿者做临终关怀服务的讲座并为医院接待来华交流临终关怀相关的国外医护人员的翻译做辅导工作。

中国与临终疗护领域密切相关的各行业人士对本书的寄语

读《生命尽头的需要》感言

作为一名行医65年的妇产科医生，经历了三次痛彻心扉的和亲人的永别，尤其是最后一次，于2017年和相伴一生的人生死离别，我的心情沉入低谷。这本书开启了我的另一扇窗，令我认识到从迎接天使般的新生命到送走亲人的落差是生生不息的自然规律。

当时我老伴突然被诊断为癌症晚期，噩耗传来，宛如晴天霹雳，我们惶惶不可终日。在最艰难的时刻，晓明夫妇送来了这份宝贵的礼物，将这本书的内容引荐给我们。我十分感恩本书的作者大卫·凯斯勒，他的这本书使我们绝处逢生，走出黑暗，和亲爱的人面对现实，共度艰辛。

在老伴整个病程的三个阶段中，本书帮我们消除了迷惑和茫然，指导我们有目的地去安排人生旅程。第一个阶段，老伴是外科医生，很快悟出了病情，开始消沉，继而抗争。至亲好友陆续过来探望，女儿和我始终陪护在旁，久久牵手，虽然默默无语，也意味着他不会孤单。第二个阶段，他的病情发展至肝部剧痛，受尽摧残和煎熬。我们又从本书中找到了解药，刚好德国康复专家刘医生带来了癌症管理疼痛的经验，用吗啡减轻疼痛求舒缓。最后一个阶段，出现多米诺骨牌效应，肾衰无尿，临近终点。我们理智地放弃切开气管，一切顺其自然，保持临终者的尊严。

本书的重要性显而易见，显示了临终关怀的倡导者的伟大思想和智慧。他们的贡献绝不亚于精准的外科手术和先进的医疗技术。

晓明的译文努力做到最贴近原著精神。这源于她对翻译工作的敬重，以及对临终关怀事业的执着。译者的人文关怀使得这本书中谈及的临终者的需要得以清晰传递和表达，感人至深。

拜读本书最大的感悟是：临终本是忌讳之词，但通过了解临终者的需要，关怀临终者的家庭，使你所爱之人和爱你的人共克时艰，走向人生终点，让生命的最终阶段有陪伴、守候和抚慰，没有孤单、遗憾，让临终者有尊严地离去。我做到了，受益了，达到了我们的愿望。希望能帮助到更多需要这种关怀的人。

华中科技大学同济医学院附属同济医院妇产科妇科肿瘤专家

顾美皎

写给生者的死亡笔记

之所以有共鸣、有感觉，或许是某些细节、场景，根本就是我生命记忆的重现。

作为妇科肿瘤外科医生，死亡是我日常应对和处理的常态事件。时常目睹岁月静好时突如其来的绝症如何在一刹那击碎一个家庭、一段人生：确诊时的惊惧与无助；手术和化疗中的痛苦煎熬与随之而来的希望重燃；癌细胞转移、复发后的绝望、愤怒与无奈……乃至于失眠、失序、脆弱、敏感，亲情、婚姻和家庭关系的跌宕起伏，人生如暴风骤雨之间颠簸在惊涛骇浪中的小船，我所目睹的，我没有意识到，这其实是死亡的形形色色。

作为执业医生，我们不仅处理疾病与死亡，我们其实也与另一个生命一起经历死亡，但我们中的大多数，并没有真正掌握面对死亡的“技巧与模式”，不应只是打败或者驾驭死亡（那始终只是一个阶段而已），而应是如何帮助患者以及临终者“平和地”进入死亡，这正是这本书想要表达的。

去年父亲过世。他是一个记忆力超强、充满激情、感觉敏锐、渴望表达却不太善于与人相处的人。本身作为资深医生的他，对于药物与一切医疗手段持谨慎和戒备的态度，而对于自己身体的细微感觉与变化极其敏感和焦虑。在他生命的最后时日，即使每天面对死亡也从不退缩的年富力强的外科医生如我，也不能真正理解这一重要时刻的意义。最好的医疗设施和固有的职业习惯，与父亲此刻疲倦、脆弱而渴望“归途”的死亡之心，恰恰不期而遇……至今，我也无法梳理清楚我父亲最后一段时日的忙乱无序、希望、失望、伤痛和不知所措……直到这本书出现在案头。

由知名的作家、演讲者、死亡学者与临终关怀专家大卫.凯斯勒根据自己的临终关怀执业经历所写的《生命尽头的需要》，以并不哀伤的笔触大胆探索了死亡这一禁忌主题的方方面面。

作为外科医生的我与作为儿子的我，被这本书中平实而细微的、面面俱到却又点到为止的、针对死亡的各种细节的阐述，深深地震撼了。作为医生，我不得不承认，这无数“活生生的人”最后时日的情节与场景，正每天发生在我和我的同事们的日常工作中，如此具体、翔实，却被我们如此完美、长久地忽视了。我们中的大多数与临终的人仿佛被隔在一堵厚墙的两端，彼此挣扎、奋战却听不到对方的呼喊。

本书的作者大卫·凯斯勒，生于罗得岛（Rhode Island），他在南加州大学完成了大学教育，并在洛约拉马利蒙特大学完成了生物伦理学领域的研究生训练。他的母亲于 1973 年去世，这一事件对他后来的职业生涯产生了重大影响。他自 20 世纪 80 年代初开始在一家临终关怀机构为临终者服务。在后来的工作中，作为一名“死亡学”（Thanatology）学者和临终关怀服务者，死亡对他而言可谓司空见惯、无所不在。大卫专注于对死亡的观察和研究，探索临终者应对死亡的心理机制。他关注人们普遍认知的对死亡的描述与概念，通过观察临终者的反应，从中掌握和了解有关应对死亡的方法和知识。他的工作也犹如多种职业的混合体，包括在临终关怀医院和中心工作，在警察局创伤小组做后备役军官与志愿者，以及与红十字会及其航空大队一起参加空难与灾难救助以及善后处理工作等。

值得一提的是，本书是大卫·凯斯勒的第一部独立著作，并获得了特蕾莎修女和玛丽安娜·威廉姆森的赞誉。难能可贵的是，本书历经死亡探索的方方面面，读完却带给人生命的希望和如释重负的豁然。午夜梦回，静静在灯下重读书中的篇章，仿佛重现父亲最后的时刻，父子二人隔着呼吸机面罩的四目相投、父亲执意要撤下输液管的手被最终握在我的大手中、他恳切的目光……以及他最终在我的左侧臂弯里，平静、舒适而有尊严地睡去……我庆幸是我，充满期待地抱他踏上“归乡”之途！

今夜潸然泪下，是对《生命尽头的需要》这本书的敬意，作为医生，作为儿子。

深圳市第二人民医院妇科主任
深圳市大鹏新区妇幼保健院副院长
本书审校者　方光光

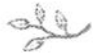

生如夏花，死如秋叶

首先我对华夏出版社发行的、由美国临终关怀专家大卫·凯斯勒所著、于晓明翻译、方光光审校的《生命尽头的需要》这本新书的问世，表示热烈的、衷心的祝贺！

“生老病死”是每个人必须经历的自然规律，谁也不能回避。人们企盼的不只是优生，还要优逝。在缺少临终关怀服务时，许多临终的患者及其亲属，只能在病人的生命尽头，受着恐惧、焦虑、愤怒、抑郁、痛苦、无奈的煎熬，在临终关怀工作者的疗护照顾、心理关爱、社会救助下，才能舒适、无痛苦、安详、有尊严地离世。《生命尽头的需要》一书的出版，像雪中炭、及时雨，就是为了指导人们在临终阶段，到达圆满终点，实现这一美好的愿望。这正是广大临终患者及其亲属、本书著者、译者、审校者、组织出版者和我国临终关怀工作者的殷切期望。与这个理念也恰恰吻合的是：1992 年在天津举办的“东西方临终关怀国际学术研讨会”上，我作为大会主席和 7 个国家、地区的 500 多位与会者亲自聆听到，中国卫生部部长陈敏章教授振奋人心的讲话：“由于我们临终关怀工作者的辛勤努力和贡献，有可能为人们幸福的人生画上完美的句号。”也就是促使临终患者达到优逝的境界。也恰如印度大诗人、诺贝尔文学奖获得者泰戈尔所描述的："人生如夏花一样灿烂，死如秋叶一样静美。""人哭着来到世界，要让他们笑着离开人间。""我们要化爱心为晚霞的辉煌！"

本书在我国的出版、发行，必将有力地促进我国临终关怀事业的发展，更加造福广大的临终患者。

中国临终关怀学新学科创始人
中国生命关怀协会发起人之一、荣誉理事长
天津医科大学前党委书记、教授
国务院特殊津贴专家
崔以泰

有时候对肿瘤终末期患者放手也是一种爱。

国家健康科普专家
首钢医院院长
北京大学肿瘤医院结直肠外科主任医师、教授、博士生导师
顾晋

从死亡中学习死亡

正当我国广泛深入探索和开展临终关怀服务之际，华夏出版社选择翻译和出版了《生命尽头的需要》一书，把作者长期从事临终关怀实践工作中观察和总结出的理论与经验介绍给读者。这对从事临终关怀服务的工作者来说是一本极好的教科书，告诉了我们如何帮助临终者及亲属用平和、尊严和勇气面对死亡；如何让照护者理解人生最后的生理、心理和情感的需求，并施以有效的舒缓医疗，做个合格的送行人。

我从事临床医疗工作近五十年，也曾看到临终病人的痛苦和迷茫，恐惧和无奈；看到亲属的不知所措和对我们的期待。我们的困惑常常表现在不敢或不会恰当地向临终者和家人交代病情，不能及时排解他们的忧虑。这正说明了我们对死亡的认识不够，与临终者及亲属的交流缺乏技能。该书启发和指导我们从死亡中学习死亡，启发和指导我们怎样用爱，用同情心和专业知识来照顾家人，送临终者人生最后一程。

希望大家为今后临终关怀工作的进步，为使更多临终者能获得优逝，读一读这本书。

中国生命关怀协会荣誉理事长
罗冀兰

安宁疗护的原理

本书通过临终者的身心体验揭示了现代临床医学200年来最深刻的一次观念和行为的“发夹弯”（翻转），其一，安宁疗护的诊疗诉求发生了最大的调整，不再祈求安全、安康，而是渴求安宁、安心、安详、安顿，不再一味追求疗愈，而是期望生命尊严与生活品质的改善。其二，疗护比例的大反转：生命末期患者的医疗需求为护理大于治疗，护士的职责与价值大于医生，开始确立“以护理（照护）为中心”的工作理念。其三，诊疗决策中不再只是技术驱动，也可能是人文驱动，如何建构技术—人文双轮驱动模型将成为医护的新使命。

本书通过临终者的身心体验让人们重新认识了安宁疗护的六大基本原理：

原理1：病情、心情与诊疗预期的落差。终末期患者进入一个不可逆的衰竭、向死进程，任何干预都只能缓解而无法疗愈，其病理特征为器官、组织、细胞的退化，而不是异化、歧化，主要表现为功能退化、行为退缩、智力蜕变，导致躯体失序失能、失忆失智、情感、意志的失意失落、人格缺失，尊严丢失。

原理2：疼痛与痛苦的落差。疼痛不是痛苦（磨难），初阶是充分止痛，更高的诉求是从疼痛控制到痛苦抚慰，痛苦意义的阐释。

原理 3：疗愈与尊严的目的错位。疗愈不是尊严，初阶是追求病因学改善（疗愈），更高的诉求是维护患者的生命尊严，帮助患者及家属重新发现生命的意义。

原理 4：终末期技术人文双轨范式与单纯技术干预范式的差别。治疗不是矫正、修复，而是关怀、照护。初阶是着眼于矫正与修复的治疗（病因学、发病学、症状学治疗），可以部分矫正、修复失能，但无法矫正与修复失智、失意、失格、失尊严，更高的诉求是着眼于全人境遇与生活品质的改善，实施全人的关怀、照顾。

原理 5：终末期身心干预的认知偏倚。心理干预不是心灵抚慰，初阶是心理症状的缓解，负性心理动因的稀释，更高的祈求是精神性的抚慰，终极关怀的达成。

原理 6：死亡过程与意义的认知偏差。肉身死亡不是全人死亡，初阶是直面死亡危局的预警与解读，更高的诉求是死亡意义的认知，在拒绝死亡与接纳死亡、控制死亡与过度干预之间保持张力，帮助患者及家属抵达豁达生死的境界，缔结爱的遗产。

北京大学医学人文学院教授

王一方

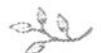

陪伴和倾听是最好的礼物

欣喜地看到大卫·凯斯勒的《生命尽头的需要》一书十周年再版，细细品读，掩卷深思，感慨良多。

生而为人，临终者只是处于人生的最后阶段。即使到了生命末期，他们仍然是有思想、有感情、有故事的人，他们需要被当作活着的人来看待和尊重，需要用自己的方式表达情绪和感受，需要充满希望保持愉悦的心态，需要参与自己的治疗护理决策，需要舒适、安详、有尊严、不孤独地离世……大卫·凯斯勒通过一个又一个故事讲述了临终者身、心、社、灵之痛苦和需求，让我们不由得思考：作为医护人员，我们总是倡导“以人为本”的临终照护理念，然而我们是不是真正了解临终者的需求？作为家属，我们在亲人临终阶段感到痛苦和困扰，不知所措，却不知道陪伴和倾听就是我们能够给予他们最好的礼物！

这本书的意义不仅仅对照顾者，其触及心灵的文字同样适用于临终者。每一个人都是独一无二的，即使到了最后一刻。如何让生命尊严不被夺走，如何以自己想要的方式走过最后一程，如何在风眼中找到慰藉和平静，如何让孩子参与你的死亡让爱的记忆永存……本书内容可能唤醒你因身体衰弱过早沉睡的记忆和情感，给你希望和力量，为自己的需要发出声音，让你吃过的苦，照亮前行的路，助你一世圆满，一程安宁！

从事护理工作多年，拜读了伊丽莎白·库布勒·罗斯的许多著作，那些醒世箴言如灯塔指引我们在临终照护的道路上不断探索和前行。本书十周年再版，大卫·凯斯勒特别分享了他的良师益友伊丽莎白·库布勒·罗斯的离世经历，字里行间充满了作者难以言说的悲伤和怀念之情，也让我们看到这位最早从事濒死与死亡研究的伟大女性的死亡虽平淡无奇却温暖快乐，令人欣慰！

感谢作者将临终照护的热情和智慧化作文字，相信这些文字必将对临终者、家属及医护人员对生命和死亡的认识和实践产生有意义的影响！

北京大学肿瘤医院护理部主任
陆宇晗

在手牵手十二年与临终关怀相关的工作里，我最初、也最深远的影响就是来自大卫·凯斯勒和伊丽莎白·库布勒·罗斯的著作，从理解临终者的需求主张和精神情感，到应对复杂跌宕的困难障碍，以及各种谜题的深入，临终关怀的艺术更像是死亡的一所预备学校。

大卫老师的《生命尽头的需要》十周年纪念版，融合了他近四十年的工作经历与案例故事，为正在经历这一最艰难生命过程的人们和照顾者们提供了确实的指引和必要的预备。在临终这一生命中意义深远的时刻，那些最基本的细节才是我们对生死更广阔的理解基础。

正如大卫老师所说，所做的一切都是让死亡变得更自然、更舒适，而支撑这个“回家”之路的力量，是温柔的关爱。

上海手牵手生命关爱发展中心创始人

死亡咖啡馆中国带领人培训策划人

中国生命关怀协会安宁疗护与生死教育专业委员会副主任

王莹

家家有老人，人人都会老，每一个生命老去的时候最需要的是家人的心灵呵护，所以我们不分析、不评判、不下定义，就是爱与陪伴。大卫·凯斯勒用最真实的故事告诉您如何和每一个生命在爱中行走……在爱中回家……

中国生命关怀协会常务理事
十方缘公益基金会秘书长
方树功

《生命尽头的需要》一书是临终者及其临终关怀者系统内容在国内最为详细解释的入门书之一。内容完整系统、叙述清晰，附加许多具体案例，描述和论述了临终问题的关键背景和核心内涵。同时，最重要的是，指出了解决有关临终问题的有效持久的方法。

我非常高兴此书能以中文出版，将对我国临终关怀事业产生深远和重大的影响。我确信本书在中文世界不仅是读者们很好的阅读伴侣，而且还是读者们修身炼性，享受幸福人生的必备精神食粮。

武汉十五现代心理科学研究院创始人、院长
魏卓

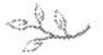

以最好的方式迎接死亡

当亲人走向生命的尽头，你是否会手足无措？也许，你做了很多，试图让亲人陪着我们更久一些；但，你做的那些，真的是临终的亲人所需要的吗？那些真的能让亲人在离世前舒适安稳地走完最后一程吗？

人们似乎很少去这样思考，当遇到生死离别时，仅仅只是按照前人或世俗的惯例怀着千篇一律的心情，像木偶一样完成某种仪式中的程序。现代医疗的技术不可否认，但那些冰冷的仪器真的是临终者对于生命的渴求吗？面对疾病晚期病人，现代医疗的治疗抢救程序期望的是拒绝死亡，或者尽可能地推迟死亡，却对临终患者躯体、精神和心理上的痛苦关注不足。或许我们用不着去追究这些对我们有何裨益，却值得我们去思考去学习。

在清明扫墓祭祖、追念故人的时候，我们更要珍惜眼前，比如，那些奉献终身、即将“远行”的老人们。每个人都要经历生老病死，我们欣喜于新生，更要无惧于死亡。枯枝上的新芽，可以让我们看到生命的更替和希望的延续。准备开启新旅程的老人们，可以让我们看到生命的庄严和人生的厚重。

临终关怀是近代医学领域中新兴的一门边缘性交叉学科，

是社会的需求和人类文明发展的标志。它可能不是一种治疗方案，而只是护理照顾方案，它主要是减少痛苦而非治疗疾病，我们希望尽可能地去完成临终者的心愿，让老人和病人在欣慰中安心、安静地离去。发展临终关怀的最基本目的是提高病人和其家属的生命质量。生老病死其实是个自然现象，每个人都会走向死亡，所以我们应该可以找到最好的方式迎接死亡的到来，如同全家人做好一切准备迎接新生儿来到这个世界一样，如同整个社会重视和提倡“优生”一样来面对和正视“优逝”。

那么，面对临终之人，我们应该怎么做、怎样选择才能维护他们的尊严、遵从他们的内心想法呢？他们真正需要的是什么呢？我想这本书能够给你答案。

本书中每一个临终者的故事，都是其一生的故事，它不需要你懂得、不需要你感同身受，但值得你从字里行间去体会去思考。

武汉中心医院内分泌科主任

王中京

“善终”的愿望

草木枯荣、花开花谢，四季不停地更替，这些自然界的规律我们习以为常。作为自然界的一部分，人类的生命也必然遵循这个规律，有始有终。然而人类总期望能够打破这个规律，期待获得永生。死亡历来是中国人忌讳的话题，认为不吉利。随着社会的进步和人类文明程度的提高，人们在追求高品质的生存质量的同时，也认识到死亡质量的重要性。现在死亡不再是一个无法企及的话题，我们尊重生命，承认死亡是生命的一个阶段，是人一生中不可避免的一部分。我们无法阻止它，也必受离别之苦。但是我们可以让活着的人和临终者对死亡的体验变得更好。

每个人的心底都有一个能够“善终”的愿望，却鲜少与人提起，即使疾病缠身，亦是如此。当生命即将走到尽头，临终者有哪些需要，临终者的家属、医务人员以及从事安宁疗护的专业人员如何识别这些需要，如何去满足临终者的需要，帮助临终者达成其“善终”的愿望一直是困扰人们的问题。本书作者凭借丰富的专业医护知识及长期从事安宁疗护工作经验，分别从专业医护人员、临终者以及临终者家属等不同角度讲述了临终者的需要，这些需要是多方面的：“需要被当作一个活生生的人来对待，需要保持一种充满希望的感觉……”

本书中提到很多艾滋病患者的临终病例，使我想起2004年我们在国内开始做艾滋病培训教育项目时的情形，当时人们“谈艾色变”，唯恐避之不及。但经过政府、学校及各级机构科学地普及、宣传和教育培训，越来越多的人知道了艾滋病的传染途径以及抗病毒治疗的成效，如今大家对艾滋病不再恐惧，它被看成是一种需要终身服药的慢性疾病。对于生命教育，我认为应当“从小抓起”，普及和提高公众的认知水平，树立正确的生死观，从而提高公众对于生存质量和死亡质量的追求。提倡公众通过生前预嘱等形式，在身体健康时预立医嘱或临终照护计划，将自己的“善终”意愿告诉家人和朋友，使自己能够有尊严地按照自己的意愿离开这个世界，真正做到“善终、善别、善生”，生死两相安。

本书的内容涵盖了安宁疗护工作的方方面面，书中还提供了一些切实可行的有效沟通的方法、生命教育的方法以及评估的工具，如“ABCDE”疼痛评估方式，便于读者掌握和使用，是一本很好的安宁疗护科普书。无论是对专业的安宁疗护从业人员、普通的医务工作者、医学生以及患者、患者家属和公众都是一本极好的传播安宁疗护知识和进行生命教育的教材。

世界健康基金会武汉办公室项目总监

董巍

八年前，本书的译者于晓明和我说起她在学习美国的有关人类精神通识方面的课程，包括人类的心理。在她的影响下，我也走上了学习心理学的道路。

有次她去武汉协和医院肿瘤医院讲课，我也受邀去听课。那次，她讲的就是本书英文版的内容。那天给我的印象就是震惊和感动。震惊的是，我虽然做过一些危机干预热线的志愿者，接听处理过一些企图自杀的人的电话，可是不知道还有这么一批医护人员和志愿者每天做着直面死亡的临终关怀的工作；感动的是，这些医护人员和志愿者每天做着工作，还要承受巨大的情感问题，刚刚和那些孤苦的临终者建立了互信的关系，可能又要面临诀别的痛苦。

我学习了心理学之后，主要做了一些志愿助人的工作，后来去两所老年大学讲心理课，普及心理学知识。在近五年的时间里，对于临终和死亡这个问题有些体会。中国人对死亡十分避讳和敬畏。刚开始，课堂上避免讲这方面的话题，但随着近几年心理学的普及，死亡教育也被提到日程上。我欣喜地发现，大卫·凯斯勒在本书中提到：“那些分享生死经验的人，都是我们的老师，我们所有的人都可以从中受益。”“也可以从他们的爱、勇气、希望、懦弱、焦虑、恐惧、梦想和痛苦中受到鼓舞并为之感动。”相信这本书会成为我们很好的关于生命教育的教学范本，并得以在实际生活中运用。

国家二级心理咨询师
黄蔚

2015 年，我有幸参加朋友于晓明老师的《生命尽头的需要》英文原版读书会。在学习中，我对临终关怀有了新的了解、新的认识，学习到如何陪伴临终病人的新技能。

不幸的是我大哥于 2016 年得胃癌去世。在大哥住院治疗期间，学习过本书内容的我，得以用学来的知识陪伴他，懂得他的需要，给予他能量和爱，在此期间最大限度地降低了他对得癌症的愤怒，使他改变对治疗不完全接受的态度，远离恐惧，减少生与死的挣扎和心理折磨。最后大哥能够有尊严地离开我们。看到大哥能够平静地毫无挂念地离世，是对我们家属最大的安慰，让我们减少失去亲人的过度悲伤。在此，再次感谢本书的作者大卫·凯斯勒及翻译于晓明老师。希望本书早日出版问世，能够帮助更多的家庭。

高级心理咨询师
钟瑞琳

作者附言

我写本书的初衷是让读者熟悉临终者身体和情感的方方面面，任何一本书都不应该被用来诊断临终者的病情，或为其提供治疗方案。涉及医疗建议和个人问题，需要找你的医生咨询。

本书讲述了许多病人及其他们的家属和朋友面临过的挑战，以及他们和我从中而得的感悟。那些和我分享了他们的生死经历的人都是我的老师。我们所有的人都可以从中受益。我们也可以从他们的爱、勇气、希望、懦弱、焦虑、恐惧、梦想和痛苦中受到鼓舞并为之感动。我们这些踏上这段旅程的人会发现，这是一段丰富而有意义的经历，它教会了我们很多关于生命的东西，就像它教会了我们临终者的需要一样。

为了保护病人的隐私，他们的名字和其他身份信息均已被更改。书中许多人物由不同个体组成，凡使用真实姓名者，均已获得当事人的许可或是其相关经历取自公开信息。

十周年纪念版序文

这个十周年纪念版的发行要归功于许多人对书中信息的信任。这些信息的核心就是抚慰、希望和深深的爱。多年来，许多读者和我分享了他们对书中内容、人物、他们的生活、希望、斗争、悲惨境遇、胜利以及爱所做出的回应。

如今，在这本书出版十年后，尽管在如何照顾临终者的方式上发生了一些改变，但死亡仍然是我们一生中最艰难的经历。

作为一个作者，我相信，读书会让我们感到不那么孤独；但作为一个专业医护人员，我知道，当我们所爱的人或我们自己即将离世时，我们可能会感到前所未有的孤独。我有幸知道，这本书能帮助人们减少孤独感。令人欣慰的是，我了解到那些真实的人们继续存活在这本书的文字里，他们的故事、经历和情感为我们提供了强有力的知识和指导，能够使我们对他人产生共鸣并帮到他们。

我是在两位杰出女性的引导和鼓励下开始写这本书的。第一位是我的良师益友——伊丽莎白·库布勒·罗斯。在这本书第一次出版后，我还幸运地和她合作写了两本书——《人生课程》（*Life Lessons*）和《论悲痛和悲痛的过程》（*On Grief and Grieving*）。伊丽莎白和世界分享了她的生活和工作。我深感荣幸的是，在她离世时，我陪伴在她身边。在这本书中和世界分享她的离世是再合适不过的。

第二位女士是特蕾莎修女，她给了我很大的激励。对于我来说，她的工作永远代表了爱的真谛。我非常感激她在我写这本书时给予我的帮助，对于她的溢美之词我实不敢当。

如今，这两位非凡的女性均已谢世，唯愿这本书能得以保留她们巨大贡献中微小的一部分。我真诚地希望这本书和我做的工作能充满激情地清晰地表达出，在我们生命的最后一刻，我们多么需要温柔的关爱。

在我再版这本书时，我将会在临终关怀、姑息治疗、关于安乐死的争论，以及一些似乎只有在生命的最后阶段才会被揭示出来的有趣的事情等方面补充信息。这本书本身是具有生命力的，它会继续帮助和支持别人。感谢上天让我完成了这本书的写作。谢谢诸位让我参与到你们生命中最重要的时刻。

前言

死亡是我们生命中最后的旅程。在我看来，它一直都是我们生命的一个主要组成部分，随着时间的流逝，它的重要性与日俱增。对我们这些为临终者工作的人来说，死亡就像不受欢迎的熟客。我的生命旅程由专业的处理死亡相关的经验组成，这些经验也包含了我自己的家人。

在我们的社会中，死亡就是一个到处留下足迹的旅行家，它有时是暴力的结果，有时是自然的行为，有时是久病的终结。我们在家中的电视里看到它，花钱在电影荧幕上看到它，还在游戏中和它对垒。也许我们希望，我们对它的观察越多，就越不害怕它。尽管死亡是我们生命中最痛苦的经历之一，我们却对它抱有病态的好奇。我们中的许多人一生都在和它调情，他们攀越高山，驾驶飞机，狂飙赛车来挑战它。但不管我们怎样远距离地和它调情，终有一天要和它正面交锋。在那之前，我们都是旁观者。由于我的工作性质，我更加接近这个不受欢迎的访客。我在死亡中找到了更多的安宁，我希望你们在旅途中都能找到安宁。

我是在 20 世纪 80 年代初开始在一个临终关怀机构为临终者工作的。我当时认为临终关怀等同于专门护理晚期病人的场所和设施。通过多年的工作，我逐渐认识到，临终关怀是一种哲学，是一种照护所爱之人的理念和方式。对某些人而言，临终关怀意味着更自然的死亡；而对另一些人而言，它意味着在生命临近结束时免于侵犯性的医疗护理。还有些人把临终关怀和疼痛管理联系在一起。但是临终关怀的具体操作到现在为止还没有一个明晰的定义。大多数人还是在医院终了生命，而他们的需要和关心的事项往往在不知不觉中被忽视。

当我无数次坐在临终者的床边时，我意识到，许多临终者的家庭成员、医护人员甚至那些面临死亡的人，都没有意识到临终者的需要。有时即使他们感知到这些需要，也不清楚该怎样表达出来。我开始感觉到，临终前的几分钟乃至几个月应当是人生命中一个强有力的所在，而不是遭受磨难的时间。多年来，我一直试图通过解释、整合和拓展临终者的需要，来恢复临终者及他们所爱之人的力量。

艰难的一步在于将临终者的需要引入实践。社会和医疗系统让我们脱离了死亡过程。在 20 世纪初，死亡在我们的生活中是件很熟悉的事，是生命很自然的一部分，一般都在家里发生，在最好的情况下才有医生到访。但是在 20 世纪 40 年代和 50 年代，死亡有了新家——医院。在那里，一个医生同时治疗许多病人，重症监护室能够为临终者提供最新的技术。在 20 世纪 70 年代，死亡从我们住的社区、我们的家里和我们个人身边迁离了。在 20 世纪 80 年代，死亡变成了一种冷冰冰的、毫无人情味的体验。在生命最后的日子里，我们中的大多数都被剥夺了接近亲人的机会。也就是在那个时期，临终关怀的运动开始扩展开来，越来越多的人被带回家，在家人和朋友的呵护下度过他们最后的日子。

1984 年，我决定成立自己的家庭医疗保健公司——进步护理服务公司。这是最早致力于满足绝症患者，尤其是艾滋病和癌症病人需求的公司之一。刚开始时我们只有一个病人和三个护士，在接下来的八年里，随着家庭保健和临终关怀运动的壮大，公司也在不断发展。当时，许多医院的护士对艾滋病人和临终者都感到不太舒服，但是仍有一小部分人坚守临终关怀的理念。我想把有临终关怀理念的护士聚集起来，提供给需要他们的人。

家的确是一个调养的好地方，这一点和我们曾祖父母所在时代的理念一样。在家中，病人可以接受他们需要的治疗，身处他们所喜爱的环境中，身边是他们所爱的人。家成为临终者的疗愈之处，这里有他们的记忆，他们的宠物还有所爱之人陪伴在身边。但不幸的是，许多人从医院出院回到家后，对摆在他们面前的问题毫无准备。我们的工作就是让他们做好准备，抚慰他们，并管理他们的医疗保健。

今天，临终关怀的理念因医疗改革得到进一步发展。许多医院、医生和保险公司都意识到，居家安养对临终者来讲，不仅更加舒适，更私人化，而且更加经济。

到 1992 年我把我的公司出让给一家国有企业时，我们已有300多名护士和100多名接受我们服务的病人。现在，我会花部分时间开办关于死亡和临终阶段的讲座，还会给临终者及其他们的朋友和家人提供咨询。我和临终者交谈，但就像我的良师益友伊丽莎白·库布勒·罗斯教我的那样，我主要在倾听。我最初在临终关怀中心当护士，后来管理一家专注于临终关怀的公司，这些经历使得我对在哪儿死亡、怎样死亡和我们为什么要死亡等有了更加深刻的了解。

死亡是人一生中不可避免的一部分。我们无法阻止它，也必受离别之苦。但是我们可以让活着的人和临终者对死亡的体验变得更好。我成年后的大多数时间都在帮助人们让死亡变得更自然、更舒适。

我们中的大多数人都会说，死亡是生命中很自然的一部分，直到我们自己或我们所爱的人死去。但我们在成长过程中并没有看到死亡作为一种自然事件发生，看到的只是非自然的生离死别。

我们的曾祖父母辈照护病人和临终者，为他们准备后事，埋葬他们并在他们的孩子面前为他们哀悼。我们却很少有直接接触死亡的经历。如果我们渴望获得更有意义的个人经历，我们必须追溯过去，学习基础的要素。不幸的是，我们几乎没有可以付诸实施的资源。首个重要的建树就是伊丽莎白·库布勒·罗斯在1969年提出的具有开创性的临终阶段的五个心理阶段：否认、愤怒、讨价还价、消沉、接受。在这个基础上，本书中呈示的临终者的需要为进一步的探索奠定了基础并提供了一个起点。

我们必须继续检验死亡的意义，因为死亡对于生命的意义十分重要。如果死亡是一个敌人，当我们生命终结时，它会征服我们；如果死亡是大自然的恶作剧，它会击败我们和我们的健康，这样我们的生命就毫无意义。但是如果我们明白我们出生、茁壮成长，我们的大限来临时我们离世，我们的一生自出生起就很有意义，那么我们也将以一种有意义的方式死亡。

没有人能真正地宣称自己懂得死亡，除非他们真的死了。在我们的末日来临之前，我们仅仅是观察者。我所教的有关死亡的内容都是我从死亡中学到的。当我的医学训练涉及这个主题时，我学到的关于死亡的大部分都来自我有幸护理的数百名病人、他们的分享以及他们宝贵的临终时刻的经历。

我无法帮助任何人避免这个经历或者消除生离死别的痛苦，但是我可以分享我在死亡中学到的东西。我可以告诉你们，不管你即将离世，还是正在安抚即将离世的人，和你们爱的人在一起有多么重要。我可以帮助你们克服疑虑去讨论死亡的话题，还会教你们怎样和临终者交谈。我可以帮助你们保持你们的希望，教你们怎样满足临终者的需要，还能帮助你们有尊严地、平和地面对死亡。

在这本书中，我们将检视死亡的身体和情感体验，在我们的痛苦中找到告别的方式。我的目标是恢复垂死之人与他们所爱之人的力量。如果你们所爱的某个人正面对生命攸关的疾病，这本书将会帮助你了解这个临终者的需要和情感。如果你处在临终阶段，这本书会向你展示其他人正在探索的道路，可以帮助你减少孤独感。了解临终者的需要会帮助你沟通，帮助你被清楚地听到和理解，在这个生命中令人困惑和充满挑战的时期，为你应对它打下基础。我希望这本书能够帮助你为你自己的死亡或你所爱之人的离世做好准备，也希望这本书在你们生命中意义最深远的时刻给你们抚慰。

我有幸拜访了特蕾莎修女为加尔各答贫困的垂死者准备的家。特蕾莎修女告诉我，她最重要的工作就是和垂死的人在一起，因为她明白生命有多么宝贵。她说，生命是一种成就，而死亡就是这种成就的终结。这是我们生命中最重要的时刻之一。我告诉她，我正在写这本书，问她认为我应当告诉人们什么。“告诉他们不要畏惧死亡。”她说，“很简单，垂死的人需要温柔的爱心，仅此而已。”

——大卫·凯斯勒

于洛杉矶，加利福尼亚

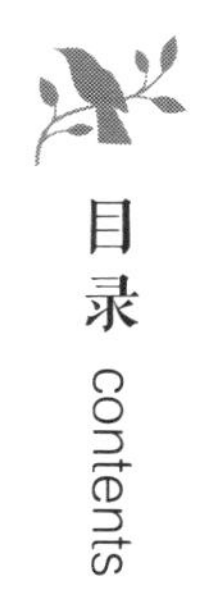

目录 contents

一
一个活着的人

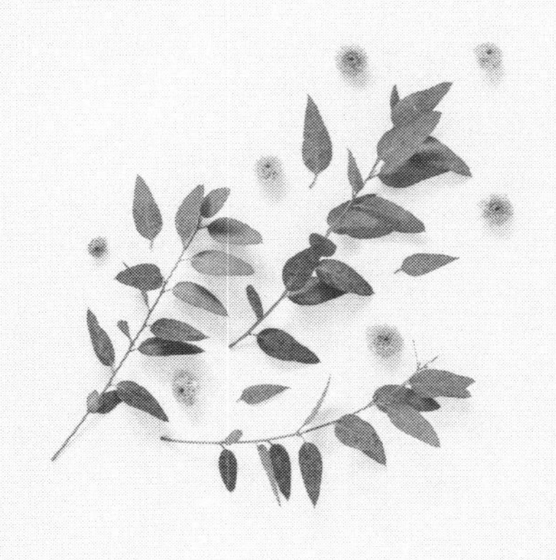

需要被当作一个活生生的人来对待。

需要保持一种充满希望的感觉，无论关注点如何改变。

需要被内心充满希望的人所照料，无论状况如何发生改变。

需要死得安详和有尊严。

每天，在全国成千上万的病房里，家属们悲伤地聚集在亲人的床边。他们的亲人因癌症、心脏病、肺炎或别的多得数不清的病，即将不久于人世。丈夫、妻子、父母、儿女、孙辈、兄弟、姐妹和朋友们坐立不安，不知道该说什么、该做什么、该感觉什么、该想什么。

最后，某个人会提及病人，说起他的病情或葬礼。此时，旁人会感到震惊，会立即喝止此类谈话，压低嗓门坚持让在场的除了病人之外的每个人都到外面走廊去商量“那件事”。毫无例外地，当他们开始离开房间，病人床上总会传来令人惊异的强有力的声音：“我还没死呢！你们可以和我说，你们可以谈论我，别躲着我说！”

这类话在一般医院、家里、临终关怀医院里每天都能听到。他们愤怒地叫喊，或者低声乞求、悲伤地说；或者以命令的语气，不带感情地说：“我还没有死，我还活着。”

垂死之人想要被当作一个还活着的人对待，他们有这个需求，直至他们离世的那一刻。在不知不觉中，我们为了“保护”他们，而让他们失去了完成他们生命全过程的宝贵机会。我们经常把他们和他们得的病等同起来，表现得好像他们没有能力做出自己的决定，我们否定他们的意见，忽视他们的愿望，对他们封锁消息，不让他们参加谈话。我们并未意识到这样做是剥夺了他们的尊严，剥夺了他们人生的最后一章，剥夺了他们告诉我们他们知道自己即将离世的机会。

我对临终关怀最早的记忆之一，就是和一个白血病患者的父母谈话。这个患者不到 30 岁，比那时的我大不了多少。这对老夫妻和我分享他们怎样有意识地努力从儿子那里获知他的想法，而不是让他按照他们的意见办。他的母亲轻言细语地告诉我："我们从他出生的那天起就保护他，使他远离儿童疾病、交通事故、愚昧和贫穷。我们帮助他成为他自己。我们现在想保护他免于死亡，但是却做不到。我们必须让他经历属于他自己的生和死。"当然，我们不应该否认，濒临死亡的病人就是濒临死亡，但我们也不应该把他们当作坏掉的，或不再完整的人看待。尽管他们身患疾病，濒临死亡，但他们仍然是完整的人。我们必须经常提醒自己，生命终结于死亡，而并非在此之前就已经终结。在死亡发生之前不把他们当活人对待，就是剥夺了临终者的自我形象、他们的故事、他们的希望和他们的自尊。我们必须继续以他们看待自己的方式看待他们，倾听他们的故事，支持他们的希望并且有尊严地对待他们。

生命形象

十年前，我站在我父亲的床前，那时他在萨克拉门托市医院的重症监护室里，时间是子夜 1 点。我刚从洛杉矶飞回来，就被告知他快不行了。我记得当我走出电梯来到重症监护病房时，那里一片寂静，是所有医院在午夜时分才有的寂静。到了床边，父亲已经失去知觉了，我俯下身看到的是一个羸弱瘦小的男人。感觉怪怪的，他是那么安静，一动不动，处于一台嘈杂的大型心脏监控器和其他仪器的控制之下。而他一直以来都是生龙活虎又强壮的啊。我坐到他的床边，努力想理解这将是我父亲生命中的最后一夜了。我真想不出来没了他，我的生活会是什么样子。我坐在那里正哭着，也许是为了回应我的眼泪，他醒了，问我："大卫，怎么啦？"他问我的口气就好像我还是儿时的孩子，而他还是那个可以解答我所有问题的父亲。就在那一刻，他一点也不像就要离世的人。

当我们谈到他的情况时，他告诉我，他已经准备好面对死亡了。我的情绪很矛盾。我很害怕失去他，同时又很高兴他准备以一种平和的心态离开。他还告诉了我一些以前我从未想过的事。他说："每天清晨，当我醒来，我感觉我又回到了 27 岁。我转而就意识到，现在的我是个 84 岁的老翁了。但是我认为我自己就是 27 岁，而不是一个心脏不好的老人。不管我的身体发生了什么，我仍把自己看作一个强壮的、完整的人。我想要他人也这样看待我。"

在我父亲 27 岁时，并没有什么特别的事发生在他身上。当时并非他事业的巅峰，他既没有获奖，也没有发明任何东西。但那时的他充满了活力和希望，未来有许多未知的东西在等待他去发现和享受。我看着我的父亲，那是个疲惫的、准备迎接死亡的老人。他审视自己的内心，看到的是准备好好生活的 27 岁的年轻人。这是他一贯看待自己的方式，而我也应当这样去看待他。

我们每个人的头脑里都有一个自我形象，是我们心中的“我是谁”，是在我们变老之前，在我们的生命处于最为充实丰盈时形成的。我们对自己的看法超越了我们正在经历的阶段。我们会继续看到我们生命最充实丰盈时的样子，不管我们有多老，不管我们病成什么样子。我们一直坚持着自我的这一部分，它不可名状，不会改变，不会失去，也不会因为年龄和疾病而恶化。

一个患有晚期癌症的老年妇女可能会把她自己看作一个双脚朝天、在荡秋千的小女孩，可能会看作一个圣坛前亭亭玉立的美少妇，还可能看作一个在教自己的孩子迈出第一步的骄傲母亲。我们眼里的她却是一个戴着氧气面罩、手臂上扎着输液针、费力呼吸、不能走路的老妇人。当我们眼见她被疾病缠身而不久于人世时，在我们需要说“我母亲即将离世”时，我们常常会称她为“我不久于人世的妈妈”，这在我们和她的思想上都局限了她。在她即将离世时，她一直是，也将是一个完整的人。用任何别的方式来看待她，都会小看她，让我们觉得她不再是个完整的人，怀疑她的心智能力，过早地夺走这个仍是我们母亲的了不起的女人。这个形象对我们，对她的丈夫、孩子、兄弟姐妹、好友以及对她自己都同等重要。

我们每个人都有自我形象，它是我们个人历史的开端。我们都有各种故事来解释我们是谁、我们在想什么、我们的梦想、我们的恐惧、家庭对于我们的意义、我们已经完成了什么、什么还没有完成，以及什么让我们为之骄傲、什么让我们笑、什么让我们哭。生而为人的一部分就是要讲述这些故事。我们无时无刻不对我们的家人、朋友和陌生人讲述我们的故事。讲故事是人类最原始的需要，并不会因身体衰弱而有所减少。

我们拥有的故事关乎我们的身份认同，我们死后它依然留存。不管我们的宗教信仰、文化如何，在我们离世后，我们的故事都会被讲述，也许在悼词中，也许在讣告中，也许在墓碑上。形式虽然不同，但我们的历史至少要最后讲述一次。

我们往往会忘记临终者也有故事要讲。就像健康的人每天都会讲述他们的点滴故事，面临生命挑战的病人也想告诉我们他们是谁，他们为了生存做了什么，还有他们的家人、他们的希望、他们的梦想以及他们的遗憾。一个因忙碌而很少有时间和病人交谈的护士告诉我，有一次，她终于挤出几分钟和她在医院里照护的一个虚弱的老妇人聊了几句，她惊讶地了解到，她的这个病人竟在 40 年前荣获过奥林匹克长跑金牌。“我再也不会用和以前一样的眼光看待她了。”这个护士告诉我，“她比我想象的要丰富得多。”

在通常的情况下，我们都不会去倾听这些故事，因为我们认为讲故事的人，比如是个心脏受损的 84 岁老人，我们会认为他的故事已经结束了。我们看见的是他的外表，而不是他内在的精神——那是一个努力拥抱生活的 27 岁的年轻人。倾听临终者的故事会显露出他们的尊严和人性光芒。他们拥有各自美丽的形象，有很多故事要讲。为了他们，也为了我们自己，我们必须继续关注和倾听他们，直到最后。

我们所爱之人的外表常常会令我们分心。当我们看到自己所爱之人因疾病或事故而毁容时，我们会十分难过。在这种情况下，我们最好是看着他们的双眼，他们的眼睛依然是褐色、绿色或蓝色的，并未改变。即使身体衰败了，你仍可以透过看那双没有变化的眼睛，看到那个人的内心。

有一位心理领域的导师曾经说过：天空总是蓝色的，乌云时来时去，遮日也仅在一时。当我们观察病人时，大多注意的是乌云，忘却了远处是永远蔚蓝的天空。疾病就是飘忽不定的乌云，肉体会损毁，但是眼睛却是通往灵魂的窗户。

当我们的亲友初病时，我们很容易把他们看作是一个有一点点疾病的完整的人。但随着病情的发展，他们在我们眼中就不再像是个健全的人，而更像是一堆疾病。我们很难再把他们看成一个个完整的个体了。此刻是最困难的时候，对他们至关重要的是我们仍能看到他们的完整性。超越疾病看到他们就是我们能给予他们的一件最有意义的礼物。对我们自己而言，这更是件美好的礼物。

希望的力量

我最近去了一趟墨西哥提华纳的癌症诊所。我们一行大约

20个人在加州帕萨迪纳市上了大巴，车往墨西哥边境驶去，在圣地亚哥停下来又接上更多的人。同行的乘客大都是女性，我在与她们的交谈中了解到，她们都是受过良好教育、有经济实力的专业人士。由于患了癌症，她们来寻求可能拯救她们的替代疗法。

莎莉是个刚过50岁的律师，希望找到治疗子宫癌的方法。尽管她的子宫已经切除了，但癌细胞还是扩散了，她很难再活下去。她的手提袋里装了一沓厚厚的病历，里面都是各种化验结果。

约翰，36岁，患了黑色素瘤，这是一种由痣变性发展而成的癌症。他的医生给他看过，说不用担心。几个月后，另一个医生注意到情况不对，就为他做了活组织检查，发现是恶性肿瘤。治疗的拖延导致癌细胞扩散了。我问他："您为什么参加这趟旅行呢？"他简单地回答："希望。"

我在提华纳一天走访了八家诊所，每家诊所都提供以苦杏仁苷、鲨鱼软骨、大肠水疗法和规定饮食为基础的替代疗法。所有的诊所都给这些病人提供了希望，而这是他们从自己的医生那里得不到的。

我们的生活是建立在希望之上的。这也是我们试图控制死亡的主要方式。我们想要用治愈的希望控制死亡在"某个时间"发生。当我们失去治愈的希望，我们就希望控制死亡的方式、地点和由谁陪伴。我们希望在生命最后的几个月或几天里不会失去对生命的控制。我们希望痛苦不要过多。我们希望我们所爱的人能够在没有我们的日子里生活下去。我们希望我们在临终时不会孤独。

希望和恐惧紧紧抓住同疾病做殊死搏斗的人。这两种情绪相随相伴，一直到死亡的那一刻。如果我们夺走了某个人的希望，那留给他的就只有恐惧了。希腊神话中有一个故事，讲的是众神送给一个叫潘多拉的女人一个漂亮的盒子做礼物，但禁止她打开。潘多拉无法控制住自己的好奇心，她掀起了盖子，只掀起一点点，顷刻间，里面的疾病、瘟疫、饥荒、洪水以及世界上所有的不幸和悲剧一涌而出。她吓坏了，想把盒子关上，但为时已晚。只有一件东西还留在盒子里，那就是希望。潘多拉随后把希望放出盒子，让它流向世界。希望是上天给我们的礼物。只要我们活着，直到最后一刻，我们就都有希望。它是生命和死亡的基本需要。

可悲的是，我们惯于否认、驳斥、否定，泯灭这些希望。当我们要垂死之人“面对现实”或者请求他们“不要再期盼奇迹出现”时，我们就是剥夺了他们对希望的需要。

当莎莉告诉她的丈夫，她准备访问提华纳的诊所时，他说：“好吧，那真是浪费时间。”他没有意识到他这是在蚕食她的希望。他不明白，寻找的结果远不如寻找本身重要。希望是一段旅程，并非目的地。它的价值在于探索。希望是我们活着的方式，希望的旅程应当一直持续到我们的终了。

这一点对关爱临终者的人和医疗机构来说都是难以理解的。我们的思维受到了局限：我们仅仅在治愈中看到希望，当我们相信治疗无望时，我们就会感到绝望。但对临终者来说，他们看到的是有希望地过日子，其价值远高于没有希望地混日子，这就是为什么他们会在最终的旅途中选择希望和他们同行的原因。许多人在互助小组中发现了希望，而共同的希望改善了他们的生活质量。还有的人在信仰和精神成长中找到了希望。

即使即将离世，临终者也需要希望。不管我们是否认为这个希望有用，我们都要保护它。希望应当永不消失，但是我们希望的内容可以改变。起初我们可能希望康复，然后我们可能希望安详地离世。我们可能希望孩子们都过得好，我们希望有天堂存在。

希望和现实不必有冲突，不必为了保持希望而撒谎。我曾和数百个处于弥留之际、只剩下几天、几小时甚至几分钟的人坐在一起，可我从未说过“没希望了”。相反，我总是说：“看来您是要过世了，但也有可能会发生某些事。要抱有希望。”当临终者得到许可，处于生命晚期的这些病人常常会探索他们治愈或治疗的希望。接下来，他们会继续讨论如果他们不能治愈，他们所希望的死亡方式。

希望应该被孕育，而不是被挑战。没有食物我们可以存活几周，没有水可以存活几天，但是没有希望我们可能存活几个小时都很艰难。只要希望受到滋养，它就会像一根粗壮的藤蔓，生长、攀爬、缠绕在障碍物之上。我们所爱之人的希望之路上有如此多的障碍，我们不必太“现实”，或扮演“唱反调”的角色给他们增加更多的障碍。让那些面临挑战的人找到最适合他们的道路。要帮助他们充分利用好希望。

每个人在死亡到来之前都期待奇迹的出现。确实是有奇迹发生过。当帕特丽夏躺在医院的病床上时，她的家人都明白，和她永别的时刻到了。她得的是急性白血病，上了呼吸机，还需要用药物维持她的血压稳定、心跳规律。我曾多次看到死神降临，我知道她要死了。尽管她当时完全依赖仪器和药物维持生命，但她内在的某个东西还没有准备离开。当时并没有发生可以逆转局势的任何具体事件，但她恢复了，病情得到了缓解。现在她已经回到家，和家人团聚了。她依然患有癌症，但她在死神的门边走了一遭又回来了。真有奇迹发生。我见证过，所以我知道。

医生和希望

就像临终者自己需要有希望一样，他们也需要被医生和护士用一种有希望的感觉来对待，无论这种情况如何改变。找到善于激发病人希望的医生很难，因为医疗从业者受到的教育是死亡就是敌人，他们应当“不停地战斗”，一直到生命的终点。对他们当中的许多人来说，死亡是生命的对立面，是一种需要被摧毁的可怕灾祸，是一种失败——他们的失败。一旦他们决定不再为病人多做什么，他们往往就会放弃希望。

但是希望远非一个乐观的请求，一份保证病人治愈或好转的承诺。希望是我们的一部分，是我们生命的一部分，也是我们死亡的重要组成部分。

70 岁的萨拉身材高挑，满头银发，是一位退休的大学教授。她有一个爱她的丈夫休和三个成年的孩子。她虽然不再教书了，但她仍然积极参加学术活动。在她 70 岁生日后不久，萨拉得知她的腹痛和痉挛是由于她腹腔里的一个大肿瘤造成的，而且在这个肿瘤周围还有许多小肿瘤。大肿瘤可以通过手术切除，但一个或是多个小肿瘤还是会危及生命，那不过是时间问题。

萨拉和她的家人尽最大努力接受了她面临绝症的事实。但是几天后，有个朋友告诉萨拉，有种在试验中的药物也许会缩小肿瘤。萨拉和她的医生谈了，但医生却不以为然，只是同情地说："萨拉，面对现实吧，已经没希望了。"

她沉默了片刻，然后看起来像是用来自内心深处的力量让自己鼓足勇气。她说："我的希望就是我的，我已经拥有了一辈子。有时它会变成现实，有时它只是个希望。我打算保有我的希望。事实上，我打算到死都保有它。所以，我们可以评估一下这个正在试验中的治疗方式，而不是谈我的希望。"

有些在其他方面不错的医生告诉病人不要寻求替代疗法，因而毁灭了病人的希望。还有些医生虽无法学习和采纳每个新理念，但却对新的可能性保持开放的心态。当艾滋病在 20 世纪

80 年代初开始流行时，许多癌症和传染病专家都承认，他们没有解决的办法，但愿意让他们的病人尝试替代疗法。如果病人问起某个治疗方法，他们就说：“我不了解您问的这种替代治疗方法，我不能认可它的疗效。但是如果您要尝试，请让我知道，我会监控您的病情进展和您的实验结果。我们可以共同学习。”这种处理方式有助于让病人保有希望，并帮助许多人改善他们的生活质量。

但不幸的是，持有这种开放心态的医生并不多。许多到提华纳寻求替代疗法的人都瞒着他们的医生，他们认为他们的医生不会同意，也许还会拒绝继续照顾他们。比起“非此即彼”（照医生说的办，不然就自己负责）的情况，“额外补充”是一种更好的情况，即医生愿意让病人尝试替代疗法，并且还会监控结果。

有些病人需要很多的希望和选项。他们也许需要咨询另一个医生，尝试另一种疗法，或者穿越边境。只要告知一个临终者他得的病是危及生命的，他的希望往往就会破灭。他必须要努力适应他所面临的事实，比如说剩下的时日已经不多，退休后的美梦再也无法成真，无法再继续写伟大的小说或乘船环游世界，永远无法见到他的孙子，或看不到孩子长大成人，甚至都无法有孩子。这些现实往往让他们的希望破灭。我们必须帮助那些临终者抓住剩下的希望。

就像萨拉一样，我们都需要带着希望活着，带着希望死去。

希望和目的

希望和生活的目的紧密相连。如果你问那些正在为生活拼搏的人为什么想要活下去，你就会发现，有些人活下去的目的和目标都很明确，理由也很充分；另外一些人会审视他们的生活，意识到他们早上起床只是因为闹钟响了。有的人可以马上告诉你他活着的目的是什么，有的人则不得不考虑一下，还有的人可能真的不清楚自己活着的目的。

有些人会说："我现在躺在床上，干不了事，我照看不了孙子。我的生命还有什么意义吗？我还有什么要学的吗？"人生目标不仅关乎我们做什么，也关乎我们是谁。我们存在的理由并不总是和我们是否有用或能否帮助照看孙子联系在一起。拿走沙滩上的一粒沙子，整个沙滩都会改变。每个人都很重要。只要存在，我们都能改变世界。想一想活着的意义，能帮助人们认识到生活是有意义的，每件事的发生都有原因。而答案在于问题本身，而不在于"问题的答案"。

我记得我和一个大学生乔纳森谈过话。他看着他的姐姐玛丽受到癌症的肆意折磨，他感到绝望和毫无价值。他带着抗拒的语气说："我真不懂，为什么玛丽受这么大的折磨还仍旧活着？这有什么意义啊？她为什么还拖着不走呢？"

当一个人在痛苦中徘徊时，这看起来很残酷，但我们不知道这个人来到世上所要学的、要教给他人的或者说要经历的是什么。也许玛丽一直没走的原因是这么多年她都任劳任怨地照顾乔纳森和他母亲，不求任何回报，而现在她无须做任何事情，只要接受他们的爱和照顾就好。也许玛丽挣扎着活下来是因为她担心自己一死，她的母亲和弟弟会太痛苦。也许没有人告诉玛丽她可以离去了，如果她走了，大家都会挺过去的。因为害怕伤害所爱的人而活下去，是一个强大的执念。许多人在被告知他们的亲人知道发生了什么事、他们会好好活下去之后，就平静地过世了。

我遇到过一位年长的女士，那时是她生命的最后一年。我说我们“相遇”，但事实上，在我“认识”她的期间，她昏迷了整整 11 个月。我记得在她死时我曾想过，在她漫长的昏迷期间，她的生命并没有意义。她去世几年后，一次我碰巧遇到她的女儿。她告诉我，她还有两个姐妹、两个兄弟，各自都过着自己的日子，大家只是在圣诞节和婚礼时见面。她说：“我希望妈妈当时没有昏迷就好了，但是在妈妈最后的那一年，我们是因为她的昏迷才成为真正的一家人，我们努力帮助彼此，相互支持。如果当时不是那种情况，我们可能仍然是陌生人，只是碰巧一起长大。我感到那可怕的一年真的有意义，那是妈妈给我们的最后的礼物。”

生命的尊严

人们的身体机能会衰退，但是他们的需要不会消失不见。我们往往把身体能力的丧失等同于心智和情感能力的缺乏，因而对待临终者就不如对待健康的人好。例如，丧失说话能力的人并不意味着他不能思考。因此医生、护士和理疗师都受过和昏迷的病人对话的训练，就好像他们是功能健全的人一样。他们会说："史密斯夫人，我现在给您翻个身。"或者"史密斯夫人，我在给您按摩后背。"重要的是，要谨记在整个过程中，史密斯夫人仍是个人。尽管她的功能不健全了，但她仍然是个人，应当受到有尊严的对待。

给予其尊严就意味着，在有关某人的死亡和诊断方案的决策过程的谈话中，都要把当事人包含在内。我们经常因为试图保护临终者而把当事人排除在这些谈话之外。比如，我们离开房间，到外边去讨论关于妈妈的下一步安排，我们觉得我们不让她知道，并且不让她参与关于她的护理的讨论，在某种程度上是在保护她。但是，我们不是在保护她，不管讨论的结果如何，都会发生在她身上。实际上，我们剥夺了妈妈自己做决定的权利，我们的行动仿佛在说她已行将就木，不能参与自己的生活了，这其实是对她的伤害。我们把她排除在这个过程之外就是剥夺了她做人的尊严和需要。

给予其尊严意味着让他们被当作家庭的一分子对待。许多人都像 32 岁的电视灯光设计师巴里一样，他不想告诉他临终的父亲自己的婚姻触礁了。巴里说："告诉爸爸有什么意义呢？这只会让他烦心。他年纪大了，又有病，干吗还要让他因我的烦恼而不安呢？"

但当巴里终于告诉父亲自己的婚姻不幸后，他的父亲很理解，并给予他很大的支持。他们谈得非常透彻，如果巴里还是继续“保护”他的父亲，就不会有这么良好的沟通了。当这个话题被提起时，父亲就告诉了儿子他所经历的一段不幸的婚姻，而巴里此前从未曾听说过。两个男人如此贴心地交流只是在这个父亲依然被当成家庭的一员后才可能发生。我们忘记了分享和互助是生活的全部。

如果我们不因所爱之人即将离世而筑起一道高墙将自己与他们隔离，生活就会有很多惊喜。有一个母亲不愿意告诉她的孩子们，她生第一个孩子是在婚前，而她把这个孩子送给别人了。但在她生命的最终阶段，孩子们的悉心照顾和善良触动了她的内心，让她更加体会到人性的尊严，她便把真相告诉了他们。现在，这位母亲离世了，但是她的孩子们又多了一个兄弟。

给予其尊严意味着不管他可以参与的程度如何，他都被完全包含在生活的各个方面。安东尼·帕金斯曾经为被当成一个完整的人看待而做过抗争。我记得有一天晚上，我在他的山间乡村小屋里和他共进晚餐。他收藏的不少电影纪念品都彰显出他职业生涯的漫长和成功，就连厨房的器具上也隐现着“贝茨汽车旅馆”的标记。他一边做饭，一边告诉我他的担心，他害怕他的病让他丢掉工作，不能养家，不能充分参与生活。他告诉我，他害怕人们会因为他有病而不雇佣他（那时他还很健康）。安东尼的情况是有艾滋病这个污名，但几乎每个患有恶性疾病的人都会被看作弱势群体而被排除在越来越多的生活领域之外。我所能做的就只有倾听，因为我知道他说的都是事实。那天晚上，他的爱妻贝瑞和两个孩子也加入了我们，他们都认为他充满活力。他们一直如此看待他，直至他的生命终结。

迈克尔·兰登也曾和那种认为患了绝症就等同于已经死亡的观念做斗争。在他患了不宜动手术的肝癌以及胰腺癌的消息被公之于众后不久，他出现在《今晚秀》的节目上。他诙谐有趣，活力四射，拿自己的状况取乐，谈论他的新电视剧。他告诉全世界我的医务人员在那天早些时候给他输了血，以让他在上节目时能保持精力。他的坦诚和直率让美国人对癌症患者有了不同的看法。他说："我不害怕使用C打头的词语——癌症（cancer）。"他也毫不掩饰地告诉大家发生在他身上的事。他调侃自己做过用胡萝卜汁和咖啡灌肠的治疗，还收到过建议他使用"性疗法"的信件。人们看到他完全融入生活之中，继续从事他的职业，还和粉丝保持联系。他想让人看到他的活力，当时他也的确如此。

我从未遇到过一个"正在死亡的人。"我遇到的是萨拉、安东尼和莎莉这样普通的还活着的人。我遇到即将因"年迈"而离世的上岁数的人、和艾滋病抗争的年轻人以及患了晚期癌症的儿童。我遇到一些人想要抗争到最后，还有一些人想要这个过程快速经过而毫不挣扎。我并不认为他们和你的孩子、叔叔或者老板有什么不同。我把他们看作一个人，尽管他们身患疾病，时日不多，但他们仍然是完整的人。这样对待他们可以保持他们的尊严和希望。人类都应得到柔情、尊严、诚实、慈悲。最重要的是，我们应该认识到生命是在死亡时终结的，而不是在死之前的某一时刻。

我最近拜访了伊丽莎白·库布勒·罗斯在沙漠里的家。她中风了，髋部骨折，出不了门。一张医院的病床占据了她家的起居室。她坐在她最喜欢的椅子上和我聊天。她点上了一支登喜路烟，告诉我她现在面临着相同的问题，她为这些问题奉献了终生，她在许多书中都讨论过这些问题。只是这一次，她要亲身面对死亡。我们坐着一同看落日，她要我讲讲我在写的书。我告诉她这本书讨论的是临终者的需要和权利。我问她有没有什么意见和建议，她回答："如果我们记得善待活着的人，我们就不需要记住临终者的权利，因为我们会自然而然地满足他们的需要。"

二 表达各种情绪

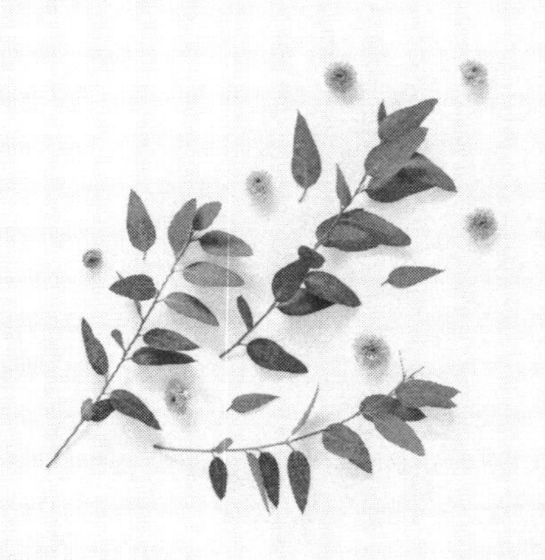

需要用自己的方式表达对死亡的感受和情绪。

在最好的情况下，我们往往都很难表达我们自己的情绪和感受，更别说接受别人的感受和情绪。这些感觉在危机时刻会变得更加难以表达。当我们意识到恐惧时，我们的感觉很生涩。我们害怕表达自己，害怕被抛弃，害怕我们的感情难以理解。但是如果我们在走向死亡的过程中表达自己，我们在这个艰难时刻所分享的将是之后我们最大的安慰。

表达感受是我们原始的需要。当死亡临近时，分享的需要以及发自内心讲话的需要也在增长。当我们为亲密关系设置障碍时，我们既封闭了自己，也疏远了周围的人。要继续活着的人去宽慰那些即将离世的人并不只是一项工作，我们只是在生活中互相安慰，当死亡来临时，我们应一如既往。即使我们不知道怎样说再见，不想说再见，如果我们能够突破我们的不情愿，找到勇气来表达我们的情感，我们就能把我们的关系提升到新的高度。这是我们可以做到的。悲痛时一同分享情感，而并不是向死亡屈服。彼此相拥、互诉悲伤能够让我们更相亲相爱。

和临终者交谈

我们对于死亡的巨大不安也许使得我们难以甚至不可能和临终者谈及眼下发生的情况。在许多时候，病人的家人和朋友无所不谈，但偏偏绕开有人将死的话题。我经常走进医院的病房，单独和病人谈："您的情况怎么样啊？"许多病人很平静地回答我："我快要死了。"还有的人很尖刻，或者愤怒，或者吓坏了。有些人很不乐意，好像我是在明知故问。但是，在每个病例中，死亡的话题都是开放的。我问他们："你的家人和朋友都认为你不能谈论死亡吗？"他们经常这样回答："不，是他们不能谈论死亡。"接下来，我们就讨论了病情和死亡，他们的家人对此都感到吃惊。他们搞不明白为什么他们爱的人能和一个陌生人谈论死亡，却不是跟他们谈。

和面对生命威胁的人谈话令人紧张，这是可以理解的。我们大多数人都害怕说的话要么太具威胁性，要么太无足轻重。我记得有一位母亲即将失去她42岁的儿子史蒂夫。史蒂夫患了白血病，当时他正处于生活和事业的高峰。有一天，在医院的病房里，他母亲提到一个他们认识的人刚买了一辆崭新漂亮的奔驰车。史蒂夫看了看他母亲说："您知道奔驰车对我来说是多么无关紧要吗？"他的声音里充满了愤怒，让他母亲很迷惑。他是因为在生命的高峰期被击倒而愤怒吗？为他母亲竟然有心情关注微不足道的事而生气？为他自己没有拥有自己的奔驰车而生气？因为她在他小时候扇过他一巴掌而生气？她一直没问他。

你要对临终者谈些什么呢？谈车的话题会让他们高兴还是伤心呢？应当和他们谈他们过去做过的事或者想做的事吗？谈最新的实验室成果？谈天气？在谈话时，我们永远不知道对方的需要，对方可能也不知道，因为死亡永远是一种新的体验。临终者的情绪可能每时每刻都在发生变化，如果你说"我看到了一辆很不错的奔驰车"，你只会听到"我对豪车不感兴趣了"。

最好是坦诚相见。你可以这样起个话头："我不知道和你说些什么，要不我们谈谈棒球或者你的化疗？"

克里斯托夫·兰登在他父亲迈克尔·兰登快要去世时，才16岁。他和他的父亲直接谈论死亡这一主题。他和我分享他是怎样采取直接的方式，以及为什么他觉得他可以做到这一点，而不会毁掉他父亲的希望。

"我们家里有些人认为我是悲观主义者，但我是现实主义者。当我父亲生病时，他知道这一点。我做的第一件事是去研究他得的是什么类型的癌症。我学到了很多，知道他生还的希望非常渺茫，于是我就把实情告诉了他。我不想让他假装身体还很强壮，或者他还会活下来，或者让他觉得他不得不抱着虚幻的希望摆样子给我看。我已经准备好应付任何情况。我不想让他感到必须还要为我做什么，因为他一直都在为他人着想，他的一整套惯例就是'我会做到的，我会没事的'。我知道让他为别人硬撑着对他是件很痛苦的事情。

"我想和他一起面对现实。这并非意味着就没有希望。你总是拥有希望的，即使是在某个人即将去世的前一天。有时很难分辨希望是什么以及你在希望什么。希望有着许多不同的面孔。你最初的希望是他尽快恢复，或者出现奇迹；接下来你希望死亡快点到来，因为你不忍看到他再受罪。我们都经历过这些。看到自己的所爱之人遭受痛苦是很折磨人的。你知道他们在那种状况下活着根本就不算活着。你对许多事都抱有希望，而到了最后，你希望再和他们重逢。对此我始终抱有希望。”

如果当事人可以接受，你便可以谈涉及死亡的话题。要考虑不同的情况，因人而异。不谈死亡并不会让它消失，但谈及死亡却可以让你们之间的关系重现生气。谈及死亡就像是进入未知的领域，它可以是一种释放和宣泄。

即使你从未谈过比天气更加深入的话题，你也可以发自内心地去谈。霍华德和鲍勃是好友，从小到大都是邻居。在高中和大学时，他们带女朋友一起四人约会，婚后共养育了 6 个孩子。退休后，他们为一起去看洛杉矶道奇队的每场主场比赛而感到骄傲。但是他们从未分享过彼此的情感。鲍勃在 75 岁时患了肺气肿，即将不久于人世。霍华德想告诉他自己有多么爱他。于是霍华德说：“你知道吗？鲍勃，我们从小一起打棒球，我们是永远的朋友，我们的家人是一起长大的，我们在一起谈天说地都有 65 年了。我要对你说的是，这些年过的都是那么开心，我真的很爱你，我会十分想念你的。”

霍华德希望用这些话打开鲍勃的心扉，两人得以互诉衷肠。他说了他该说的话，也给了鲍勃一个机会让他做同样的事。但霍华德的需要和鲍勃的需要是两回事。霍华德需要去完成这段关系，但是鲍勃却更想把自己的情感留给自己直至最后一刻。对于鲍勃来讲，听到霍华德的话就已经足够了。于是两个好友又继续在医院的病房看电视比赛，就像他们以前看过的无数场比赛一样。

有时可能谈论了太多关于情感、药物、手术、死亡和临终的话题，我们最好换点别的："嘿，你知道湖人队连赢五场了吗？"或者"你看了玛莎·斯图尔特在她上一场秀中做了什么吗？"。这里没有固定的规则，只有随机应变，倾听临终者的心声。

倾听临终者诉说

倾听临终者的诉说就是我们能给予他们的最好的礼物之一。医学专业人士受到的教育认为，倾听是一种收集病人信息并评估病人生理和心理状况的方式。此外，倾听本身就是一种强有力的给人安慰的方式。病人的亲人和朋友来到医院时经常是惊慌失措的，害怕见到面临死亡的人。他们不知道说什么好，往往找医生或护士拿主意："我们要做什么啊？我们要说什么啊？"他们得到的回答总是倾听，只是去倾听。倾听他们抱怨，倾听他们哭泣，倾听他们笑，倾听他们回忆，倾听他们谈论天气或者死亡。只要倾听就行。

身患绝症的人们会告诉你任何你需要知道的事：他们认为自己的情况怎样，还有如果他们不忌讳，还会说出他们希望自己死亡时怎样安排。

75 岁的约瑟夫突然开始感觉身体虚弱不适。他打电话给他的儿子丹尼尔说："丹尼尔，我感觉自己有些地方不对劲，不是因为年纪大了。我可不想让你认为我老了，在说傻话，可是我想我是到时候了。你知道我们常常谈起要回缅因州，我在那里长大，你也是在那里出生的。让我们现在就去做这件事吧。我想在我死之前，我们能在一起待上一段时间。”

“爸爸，您为什么不去看医生啊？”儿子担心地建议他。

“我明天去看医生，”父亲回答，“那么我们能去旅行吗？丹尼尔，我 75 岁了，我感冒了，我得了流感，我还有关节炎。我知道老了是什么感觉，这次感觉不同。我知道身体出了严重的问题。”

丹尼尔拿定了主意。如果他听他父亲的话一起去旅行，之后发现他父亲没什么问题，丹尼尔会接受事实，他们只是旅行了一趟，一切安好。但是他感到如果他不听父亲的话，如果他父亲后来有了什么不测，他将非常后悔失去最后一次和父亲共度时光的机会。于是他答应了这样一趟怀旧之旅。

次日，约瑟夫依他所说的去看医生。医生不确定他虚弱的原因，就给他做了一系列检查。结果要几天后才出来。在等待结果的时间里，父子俩就驱车去了缅因州。他们住在离湖边不远的一个汽车旅馆里，约瑟夫是在那个湖边长大的，丹尼尔出生后的几年也是在那里度过的。他们俩在那里钓鱼，回忆往事，约见老友，整整待了一个星期。虽说体力不济，约瑟夫的话匣子却一直不断，丹尼尔则饶有兴趣地听他讲。他们俩不去想检查结果如何，刚过了旅行的第一天，丹尼尔就十分高兴他和父亲可以一起度过这段时光。他们都不去想约瑟夫的虚弱，只是一起玩得很开心。

一周后，他们一同来到医生的就诊室，获悉约瑟夫得了胰腺癌，十分震惊。这个病到了他这个阶段，已经无力回天，任何治疗都失去意义了。在他去世前的几周里，约瑟夫的身体越来越差，但父子俩都很欣慰，因为他们俩已经共度了一段美好时光。现在回头一想，丹尼尔很庆幸他听从了父亲的话，而不是像往常那样，把老人的话当成是大惊小怪。

我们在听这些面对死亡的人讲话时，希望他们和我们分享他们的信念、想法，也许这会令我们欣慰。但是有时他们说的并不会让我们感到欣慰。有时，我们对他们的说法不敢苟同；有时他们对死亡的看法对我们自己的观点是一种挑战，令我们很不自在。但我们要记住，临终者有权相信他们想要相信的，有权以自己的方式表达他们对即将到来的死亡的感受，即便他们的情感令人心碎，或者让我们听了悲痛万分。他们有权选择生与死。

36 岁的威廉·格林发现自己感染了艾滋病。他健康地生活了好多年，看起来还可以再活好几年。威廉是个工程师，他对这种疾病和各种不同的治疗方法都研究过了，也知道在 20 世纪 80 年代中期，几乎没有什么好的治疗方法。那几年健康状况良好时，他一直对他 29 岁的妹妹詹妮弗隐瞒自己的病情。那时他虽携带艾滋病毒，可过得还算舒服。后来他妹妹知道了，对他很支持，并乐观地认为医学会拯救她哥哥的生命。

有一天，威廉感觉不好，他去看了医生，诊断结果是流感。

但一周过去了，流感并没有好，反倒更严重了。詹妮弗警觉起来，催促威廉打电话给医生。但她哥哥却说："我知道前面等着我的是什么，只是迟早的事。我清楚这个病。他们现在没办法为我做什么，所以没有必要打电话给医生。"

威廉对死亡的态度让詹妮弗感到不安。她想让他到最后一刻都不要放弃，但是他并不想去打一场赢不了的仗。他选择顺其自然，而且他很清楚这是他自己选择的结果。

几周过去了，威廉连呼吸都很困难了。詹妮弗坚持要开车带哥哥去看医生，此时他已经虚弱到无力反抗了。医生见到威廉病情恶化的程度十分震惊，马上给他输液、输氧，安排他到急诊室。詹妮弗要求给她昏迷不醒的哥哥上呼吸机，采取急救措施。虽然医生全力以赴，但威廉还是很快就过世了。

詹妮弗的心态是希望她哥哥"和疾病做斗争"，但威廉却不是。他已经做出了选择，并且表达了他的感受。詹妮弗不喜欢他的选择，也听不进去，但那是他的选择。她在和他的选择抗争时，错过了分享她对他们共同生活的感受、一起完成共同事业的机会，也没能陪他共度悲伤。

我们可以和自己所爱的人一起哭泣，我们可以分析治疗方案，我们可以有不同的意见，我们也可以完全不接受现实，可到头来，我们能做到的最好的事就是倾听。

当他们告诉我们他们所剩的时日不多时，我们需要更加仔细地倾听他们的话。

当已经无法再进行语言交流

越到晚期，语言交流越会成为奢侈品，再也没有机会享受了。由于病情的进展，临终者可能会失去知觉，或者近乎死亡，我们的所爱之人在某个时间点将不再能够讲话。当他们对外人说的话看起来没有反应时，许多人都以为他们听不到了，在这一点上，许多人后悔不已，觉得要是自己说过这些或那些话，或者说过“永别”就好了。

人们普遍都相信听觉是人类最后丧失的感官之一，因此医务人员被教导，要表现得好像病人可以一直听到最后。当人们问我，他们所爱的人是否还能听到他们说话，我总是回答“是”。如果他们的身体听不到，他们在精神上也能听到。他们也许不那么灵敏，但如果你的话是从心而发的，他们的心就会听到。

即使你所爱的人已经陷入昏迷，你仍然可以说出你们希望自己说的。如果可能的话，就大声说；如果周围的环境不允许大声喧哗，就在你的心里说。我们有许多的交流不是用语言表达的，可以用微笑或者触摸来表达。

当你和他们交谈时，去和他们分享你的想法和情感。告诉他们那些他们感兴趣的事，比如最近的新闻或者共同的朋友和家人发生的故事。有时你们会谈得很多，有时又没什么好谈的。不要害怕沉默。握着手，甚至就是坐在身边也可以传达所有需要传达的信息。

当涉及忌讳之言时

把心里的话说出来可以使我们更亲密，也可以使临终者继续参与生活。他仍然是个可以帮助孩子们的父亲，可以和哥哥嬉笑打闹的弟弟，可以讨祖母欢心的孙辈。但是这些交谈并不总是很顺畅，有时也会产生意想不到的影响，特别是如果他们破坏了家庭内在的行为方式的话。

顿从一出生就患有一种罕见的退行性肝病。这个病一直伴随他到 35 岁那年，之前这个病从没有影响过他的健康或者活动。直到一次急性发作，迫使他处理掉自己的房地产生意，回到父母身边和他们同住。尽管他的父母把儿子照顾得无微不至，但他们并没有接受这个病现在已发展到晚期的现实。

顿搬回去跟父母住了没多久，他的弟弟迈克就从城里回来陪伴他。这两兄弟一直以来都很亲密，他们经常在一起谈这个病及其可能的后果。在他弟弟来访的这段时间，顿的病情迅速恶化。有一天顿和迈克坐在顿的卧室里谈话，顿问道："我是不是好些了？"

迈克直视着他的眼睛，悲伤地答道："没有，你并没有好转。"

"嗯，我怎么样了？"

迈克诚实地回答："你快死了。"他们讨论了死亡，随后，两个人都热泪盈眶地告诉对方他们很高兴能成为兄弟。这时他们的母亲汉娜走了进来，顿抬眼望着她不加思索地说："我快要死了。您知道吗？"

汉娜吓坏了，转身朝迈克厉声说："你对你唯一的兄弟做了些什么啊！为什么你来这里要让他这样伤心？"说完她流着泪，跑出房间。

顿说："哎呀，我们让她不高兴了。"

迈克说："怎么回事？"

"迈克，你提到了'死'这个字。死亡不应该被讨论。"

"那么当你问我'我是不是好些了'的时候，我该说些什么？"迈克说，"我应该撒谎吗？"

"妈妈可能希望你说'有时候会比其他时候好些'，他们就是这样说的。"

对于刚刚发生的事情，迈克的内心充满矛盾。他并不是故意要让家人不安的。如果他径直插入顿和母亲的谈话，说"今天我们谈谈死亡的事吧"，那就很不妥当了。但他一直是和他哥哥一对一单独谈话，用他们一生中一直保持的那种真诚来回应顿。

有时候，我们努力想交流，但会让他人——也许是那些我们最爱的人感到不安。迈克的处境很困难：他没有其他办法，只有打破家里的忌讳，承认顿的病情已经到了致命的阶段，才能够尊重他和顿之间的关系。但当我们感觉到了该直言死亡时，我们应当毫不犹豫地说出来。

尽管当迈克和顿的母亲在他们打破家里的忌讳时感到不安，但有一次，我到医院的病房去，发现一个医院的神父开始谈论这个话题，使得一个临终者的女儿大为感怀。“我真不知道该怎么跟我妈妈开口，”她说道，“这是我们家里闭口不谈的事。我很高兴这个话题是开放的，那么现在我们就可以谈了。”

尽管十分煎熬，但你会清晰地记得你陪伴所爱之人度过的最后的时光。有时，你可能觉得自己如履薄冰，但是每个人都应当被允许说出该说的话。因为情感在真实流露，这是一个神圣的时刻。不管会发生什么样的反应，我们都必须要让我们自己和所爱之人表达感受和情绪。我对临终者和他们所爱的人之间的情感表达常常是心怀敬畏的。这些情感都是生活中最纯粹的，尊重这些表达是我们对彼此神圣的义务。

让人际关系畅通

在人生的每个阶段，如果人际关系畅通，我们就知足安乐。关系畅通意味着不管是支持还是质疑，每个人都能对彼此畅所欲言。当我们不再隐藏羞于表达的情感时，我们的关系就畅通了。

当人际关系出现阻碍时，当事情没有说出口时，我们必然会感到不舒服和不开心。特别是当人有事憋在心中多年，又逢病重时，这种阻碍和不适就更加明显了。令人讽刺的是，当一个人生病时，我们大多数人都害怕对病人不利，而不太愿意去疏导关系。但是如果那些憋在心里的想法不表达出来，就再也没机会说出来了。疾病给人的紧迫感就是个千载难逢的好机会，可以让人们开诚布公地谈论积蓄多年的障碍。

斯坦是个 67 岁的老会计师，正在和痛苦的晚期前列腺癌做斗争。他很会讲故事，说起故事来十分迷人，就连疼痛也抹杀不了他那顽皮的笑容和眼中的光彩。我们经常坐在他家那间由起居室改成的卧室里谈这谈那。随着我逐渐了解斯坦和他的妻子琼，我看得出琼一直都在竭力克制心里的一种巨大的潜在的愤怒。

我终于鼓起勇气对琼说："我感到你很生气。"她承认她从未和她的丈夫讨论过多年淤积于心中的重大问题，她还补上一句："现在我不能和他谈，他是这么不堪一击，身体这么虚弱，瘦了这么多，对我来说，如果现在去因那些让我不好受的事而和他算账，是不对的。"

我对琼说，说出口和报复是不同的，你可以在不伤害他人的情况下表达负面情绪。当琼意识到她有权表达自己的感情，斯坦也有权听到她的感受时，她就对丈夫吐露了心事。她以一种充满爱意的方式告诉他，为什么这么多年来她一直压抑着自己的愤怒。他们的讨论不仅让她一吐为快，还引出了不少浓情蜜意。

她坐在他的床边，温柔地告诉他，在这么多年的婚姻生活中，她感到他是如何评判她的。她感到因为她没有事业，所以他不欣赏她，对她很失望。他则对她说，她有没有工作对他来说并不重要，他挣的钱一直够花。然后他指出了她在许多方面表现出来的才能。“你养育照顾了一家子人啊！”他说，“家里的布置和装潢都是你办的；你给一个做慈善的设计室进行了精心的布置；你为儿童医院的墙壁画满了艺术作品。你没有得到薪水不意味着你没有天赋，也不意味着我不欣赏你。”他们谈得越多，她的愤怒就消散得越多。气愤消失了，关系也顺畅了，爱比以往任何时候都拥有更多的空间。

如果一段关系不顺畅，我们就需要回顾一下，把我们认为需要吐露的话说出来。当我照顾 77 岁的白血病患者露丝时，我看到了这有多重要。露丝干枯萎缩到只有 82 磅（约 37 公斤）重，躺在我们给她从医院带回家的病床上。她已经做了两次化疗和其他的治疗，但效果都不好。那天晚上，她的独生子弗兰克守在她的床边。露丝有几次都虚弱得不能讲话，甚至头都无法移动。有一刻，她突然从枕头上抬起头来，把弗兰克吓了一跳。她急切地低语：“弗兰克！弗兰克！”

“怎么啦？”他回答道，担心她感受到突如其来的疼痛。

“我从没说过我爱你。”

“但是，妈妈，我知道你爱我。”他有些不解地回答。

“但我从来没有告诉过你。”她说。她说完就躺回枕头上，并闭上了眼睛。她没再说话，也没有动。第二天，她就过世了。弗兰克当时很困惑。他不明白为什么告诉他她爱他对露丝来说如此重要，而这对他来说是显而易见的。

露丝需要告诉她的儿子，她爱他。这是她未竟的事宜，她需要完成它，使得他们的关系顺畅。未竟之事包括所有我们感到在我们的关系中没有机会说出口的事情。当人们得了重病，许多人都产生了要完成人际交往中未竟之事的需要，他们会尽可能坦诚地交流，把心里的话说出来。当他们该讲而没讲时，那些活下来的人都会因那些留下来的未竟之事而抱憾终身。

如果你问某个人他需要说些什么才能把关系理顺，他们一般连想都不必想，因为他们往往都知道他们错过了什么。他们知道他们为这为那感到抱歉，或者他们没有对照顾他们的父母、配偶、子女或是朋友说声谢谢。他们从未说过“我为你感到骄傲”或者“你伤害了我”，或者“我们那时过得好艰难，幸亏有你做我的朋友”。现在是时候说出来了。

把关系理顺可以带来改变人生的突破。有时，我们只是需要说点什么。说什么并不重要，重要的是要让自己说出来。

伊丽莎白·库布勒·罗斯讲述了一个妻子回忆她的丈夫的故事。她记起那次她把蓝莓派掉到丈夫心爱的汽车的毯子上了，她以为他会杀了她，但他没有。她记得还有一次她把丈夫拽去参加一个他不想参加的舞会，她竟忘了告诉他要穿正装，她又以为他会大为恼火，但他也没有。她还记得有一次为了让丈夫吃醋，她邀他的朋友跳舞，她以为丈夫会离开她，但他还是没有。这些她都想等丈夫从越南回来时全都告诉他，但他再也没有回来。因为她未能在这些时刻说出想说的话，她觉得他们的事情永远也不会结束。

不过，有时候，什么也不必说，如果关系很顺畅，只是顺其自然就足够了。

共度悲伤

辛西娅得了宫颈癌，已经到了晚期。随着死亡的临近，我们就死亡进行过很多公开的讨论。在她临终前的几周内，她的老友安妮陪她度过了很多个白天，晚上才和朋友出去。

辛西娅和安妮都是情感外向的人。安妮说："我数不清我们有多少次一起哭泣了，不是她哭我听着，就是我哭她听着。我记得，到了她临终的那一刻，我的朋友们都说'你和辛西娅的关系真奇怪。你对她的死好像不太悲伤，你根本就没为她哭泣'。"

安妮一时间也愣住了，想知道自己哪里不对头。"辛西娅马上就要死了，为什么我没有和我的朋友们一起哭呢？然后我意识到之前和辛西娅在一起时我的眼泪都哭干了，没有必要在这天到来时再哭泣。我的悲痛还在流淌，我们的友谊也仍在继续。我和辛西娅待在一起时，总是亲密无间，我们没有未竟之事。晚上我和朋友们一道外出时，我并没有沉浸在悲痛中不可自拔。我依然很投入地享受和他们在一起的时光。"

许多人不想让他们的悲痛加重生病的朋友或亲人的负担。他们强撑着，变得无私起来，把自己的情感置之一旁。但当这些人告诉我他们有多悲伤时，我问道："你们在他面前哭过吗？

你们告诉过他，你们有多想念他，你们有多伤心，你们有多气愤吗？”他们通常都回答说“没有”。

没有理由一直到最后还不开启关系的双向流动。安德鲁在几年前失去了他的哥哥凯文。虽说他们是从小一起长大的，但安德鲁最珍贵的记忆之一却发生在他哥哥离世前的一周。

“他被查出淋巴瘤时只有 32 岁。在他生病的那些年里，我觉得自己有责任在他虚弱的时候变得更坚强。我认为我不能让我的痛苦和悲伤表露出来。那样看起来太自私，毕竟是他即将离世，而不是我。当我看到他用尽全力去接受和应对他的情况时，我决定要勇敢起来的决心就更坚定了。我相信他的烦恼够多的了，再把自己的悲伤加到他身上是不对的。我努力让自己坚强，不在他面前哭泣。一直到他去世前的一周，我一直维持着这种假象，最后我终于崩溃了。令我惊讶的是，他抚慰我，为我抹去眼泪，一言不发地搂着我，听我哭诉一切。”

被临终者所抚慰，是一种非常触动人心的体验，这对他们来说至关重要。我记得在我父亲临终前不久，我对他说：“我无法想象没有您存在的世界。”他安慰我说：“别担心，时间会治愈一切。”能够安慰到我使他觉得自己又像个父亲了。他过世这么多年来，每当我悲伤时，我还能听到他那些安慰的话语。

我们往往会避开我们所爱的人，到病房外去寻求安慰，但我们不能剥夺我们所爱之人向我们表达爱意的机会。这是他们人生中想要做的事，也是他们想继续做的，直至生命的尽头。

我们要敞开心扉，把他们融入我们的生活和悲伤中。我们对他们开诚布公，用我们的诚实以示对他们的尊重。

在他们走后很久，在我们的余生里我们都会暗自神伤，思念他们。只有在他们临近死亡前那段不长的时间里，我们才可以和他们共度悲伤。在他们死后不久的那段时间里，我们可以和其他人一起哀悼。在我母亲因肾病最后一次住院期间，我和我父亲认识了一个叫艾迪斯的女人，她的丈夫当时也在重症监护室。我母亲刚刚去世，她就把我叫到一旁说："为你爸爸着想，你要坚强些。要非常坚强，要像个男子汉，别哭。"

于是我就为我父亲坚强，尽管那时我才 12 岁，我从没在他面前哭过。但是我偷偷在自己的房间里哭，不让父亲知道。我也听到过父亲在他自己的房间里哭，他不想让我知道他心里难受。我们从来没在一起哭过。

家庭成员常相互鼓励，彼此咬紧牙关，不在人前哭泣或者流露出悲伤。但我总是给人们相反的建议：分享你们的悲伤。要在他们的面前哭，和他们一起哭。目睹悲伤会允许见到的人一同悲伤。彼得失去了他的独子，这个 57 岁的男人在追悼会上一直坚强地坐着，直到一个生意上的老熟人过来拥抱了他。令彼得惊讶的是，这个人开始哭起来，于是彼得也跟着哭了。他知道这个朋友也是一位父亲，理解他内心巨大的失落。两个男人一起啜泣，此时是他们的亲密无间和彼此理解让他们一起落泪。

这不是你是否要悲伤的问题，而是你何时要悲伤的问题。不要失去和能分享你的悲痛的人一起哀伤的机会。好好地悲伤，就能好好地活着。

送到门口

在并不久远的过去，如果家人要外出，我们就会送他们到机场或火车站，在大门口和他们一起等待，直到目送他们离开。同样地，当他们抵达时，我们也是到大门口迎接他们，而不是在路边或者行李提取处。

今天我们不再把人送到大门口了。我们旅行的次数多了，有出租车、机场接驳车、长期停车场，还有冗长的安检程序。去年，我试着恢复以前的习惯，把家人送到机场，当他们回来时，再到那里去迎接。当你离开城镇已久，远离你的家和家人时，有你爱的人到大门口去接你是件很棒的事。到机场去变成了一种爱的行为。

“走到门口”的概念在生与死的方面也意味很多。如今的新生儿都是父亲在产房“门口迎来”的。父亲把婴儿捧在手心递给母亲，然后剪断脐带。父亲不再限于或满足于在产房外等候了。就像在“大门口”迎来新生儿大有助益一样，我们对临终者也该做同样的事。

当我亲密的生意伙伴罗伯特在他的脊柱上发现了一个可疑的肿块时，起初他是很乐观的。我们一起讨论治疗方案时，假设它是良性的。后来，罗伯特看着我，认真地看着我说：“如果是最坏的情况怎么办？如果我要死了怎么办？”

我找到内心最诚实、最富有同情心的回答，告诉他：“那么，罗伯特，我的朋友，我会一直陪你到底，我会送你到大门口。”罗伯特还没到那个地步，但是他知道，当那一刻到来时，他不会孤单一人。

92 岁的琼住在一个养老院里，那个养老院就在她的儿子和儿媳住的那条街上。她的这两个“孩子”都近 60 岁了。他们和琼很亲近，每周都过来看她几次，周末尽可能带她出去玩。实际上，她的儿媳年轻时就失去了母亲，她 40 年来一直待琼如亲生母亲一般敬爱。

有一天，养老院的医生为琼做身体检查，做了些化验。他发现有一个肿瘤在她身体中最大的血管——主动脉的周围。在她这个年纪，身体状况本就不好，所有的常规治疗都没有什么意义了。

她的儿子和儿媳讨论了这个新的情况，然后告诉琼：“您的病会越来越重，我们不想让您住医院，让不了解您的人来照护您。我们希望您住在我们的家中，过世的时候有我们陪在您身边。我们和孩子之间的事，我们来安排。过去，我们有事时您都在，现在，我们也在您的身边。”

把所爱之人“送到门口”的观念逐渐流行起来。我们把他们接回家，让他们在家中过世，就是把他们“送到门口”。我们在病房中过夜要比在候诊室里等他们过世要好得多，这就是把他们“送到门口”。我们要让他们知道，无论发生什么事，我们都会和他们在一起，这就是把他们“送到门口”。当我们说了该说的话，和他们一起哭泣，牵着他们的手“送他们到门口”时，我们就完成了我们的未竟之事。

三 参与决定

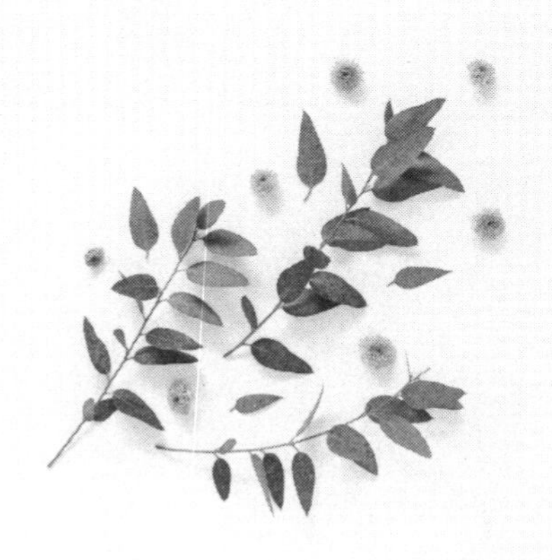

需要参与有关自身护理的决定。

需要持续的医疗护理，即使目标可能从“治愈”变为“缓和痛苦”。

需要诚实和全面地回答所有的问题。

我们不习惯过多地思考生命，恐怕这也是我们对死亡思索得太少的原因。不管我们会思考死亡，还是完全忽视它，我们都会死亡。但是如果我们有选择，我们就可以对我们如何死、在哪里死以及死亡前后的安排有发言权了。在这样的选择中，我们承担了充分参与我们的护理和死亡的责任。

最初，参与制定自己的临终过程和死亡计划的想法听起来很古怪。但是，我们会花几天、几个礼拜甚至几个月的时间决定去哪里上大学、买哪个房子、是否结婚，而死亡也是同等重要的事件。你可以选择参与决定有关你自己的护理，如果需要，还可以选择你自己的死亡方式和地点。但是除非你们亲自参与了自己的死亡安排，否则你们无法照自己想的方式死亡。参与这些决定需要有预先计划和极大的决心。

做决定

当你进入生命的最后阶段，问问自己你的目标是什么。想做下面的事吗？

- 继续和原来一样，不去想接下来的事？
- 追求积极的护理和治疗？
- 顺其自然，不要求采取冒险的措施或延长生命的技术？
- 全面主导你的医护？
- 由他人决定什么对你最好？

决定权在你。你做的任何决定对你来说都是正确的。有时候人们会做“双重”决定，同时追求两个目标，希望第一个目标能够成功，但也同时做着准备，如果第一个目标失败了，就接受第二个目标。80 岁的马蒂在发现大量的癌细胞侵袭了他的肺部时，做了个决定。他年纪虽大，但精力充沛，打网球，每天清晨快走，周末去垂钓。起初他感到胸部和背部有略微的疼痛，但他并没有重视，以为只是因为年纪大了。但后来疼痛加剧了，在发生第一次剧痛后的一个月内，他住进了一家大型医疗中心，听医生讲他的肺部长出了一个直径为 3 英寸（约 7.6 厘米）的肿块，并且已扩散到肝脏，危及他的生命。

他家里的人都感到非常震惊。他的女儿琳哽咽着说，他们一直都认为“爸爸会寿终正寝，而不是像现在这样”。马蒂和家人开了一个会讨论有关医疗授权书和复苏抢救的事宜。他们同意，如果马蒂出现了极端的情况，不应采取冒险的做法，要让他平静过世。这对他们来说，是大家共同做出的一个艰难的决定。当他们告诉我他们的决定时，我问他们是否将这些传达给了医务人员，他们说没有。这和许多其他的家庭一样。我们经常是自己做了决定，却忘记通知医务人员，而他们才是那个当半夜心脏监控装置发出警报时要采取措施的人。于是琳口头通知了医务人员有关她父亲和家人的这个决定。

当我第二天去探望时，看到琳和一个护士站在马蒂的病房门外。那个护士是琳的一个朋友，正在责怪她。“告诉他们不抢救是个大错误。”她坚持说道，“你们应当让他们把检查做完，提出可供选择的治疗方案，然后再做决定。现在他们认为你爸爸想死，他们不会对他做全面的病情检查了。”

我对护士指出，他的家人并没有取消任何检查项目，也还没有做出最终决定。“他们只是做了一个双重决定，”我说，“他既不想要冒险的治疗，也不想被忽视。如果他的心脏在半夜衰竭，就不要再抢救他了。但如果不是这种情况，就要继续检查，提供可选择的治疗方案，然后交由他们决定。”

马蒂和他家人的决定并没有自相冲突，只是表明评估要继续进行下去，除非他的病情出现突发的、极端的、不可逆转的恶化。有些医务人员感到这难以理解，但尽人事和听天命是可以同时进行的。

如果你们也处于与马蒂和他家人相同的境地，请告诉护士或者医生：“我非常想要你们继续治疗我的父亲，但是当他的病情突然恶化时，我不想让他上呼吸机。”要强调，你们想要所有治疗尽可能地达到一定的程度，这个程度需要你们、病人和医生一致同意。

当你告知医务人员这一决定或其他任何决定时，一定要要求照顾你或你所爱之人的管床护士把这个决定写在治疗记录上。如果管床护士不在，就找值班护士。告诉她们，你想要通知她们和所有医生你们所做的关于医护的决定，而且你们要求把这个决定写在治疗记录上。

负责

在《母女情深》这部电影中，雪莉·麦克雷恩扮演一位女儿即将死于癌症的母亲。里面有一幕令人难忘：雪莉饰演的母亲问医生："她会怎么样？"医生回答："我总是告诉人们，抱最好的希望，做最坏的打算。"雪莉对他的回答很生气，她厉声地说："他们就这样放过你了？"

医生这种无关痛痒的陈词滥调对病人既没安慰作用，也没给病人提供任何信息，而我们中的许多人就被他们这样绕过去了。只有当你了解发生的情况，你才能定下目标并做出决定。请记住这些要采取的行动：

- 提出问题，如果对方无意回答，要坚决要求给出答案。
- 坚持让你们的医生坐下来为你和你的家人解释病情并回答你们所有的问题。
- 通过向护士询问病情，阅读相关信息，从网上获取信息，为和医生会晤做好准备。
- 准备好一个问题清单。
- 不要指望医生会喜欢你提出的问题。

开放、诚实、自信、想要得到信息的质疑者在医疗系统中并不是总受欢迎的。有些医生更喜欢你只是在同意书上签个字，然后让他们去做他们觉得应当做的事。有个医生经常拒绝把检验结果给病人。当病人问他时，他说："不要担心，我会照顾您的。”还有个医生，当一个病人要求看检验结果时，他把病历记录摔到地上，大声叫喊：“我不受你们的质问！”如果有类似的情况发生在你的身上，可采取下列措施：

- 首先，和医生约定在他的办公室见面（或是在你的病房，如果你是住院病人）。
- 在约见时，向医生解释，让你了解病情，让你参与你的医护决定，允许你提出问题，这非常重要。
- 在医生做出反应后，询问他是否愿意回答问题。如果他们不愿意，就说你想找另一个对你的参与持更开放态度的医生。

幸运的是，医生对病人的态度正在改变，他们越来越多地期望并欢迎人们提出问题。

但许多病人并不问问题。他们无法想象要质疑医生，或者告诉医生怎么做。他们意识不到坚持自己所相信的会是多么的有力量。这里有个关于露丝的例子。这个 77 岁的女人对她的儿子弗兰克说：“我从未告诉过你我爱你。”当弗兰克第一次送母亲到医院时，她只有类似发烧和流感的症状。在她住院后的第二天，弗兰克接到医生的信息。在电话里和医生说不清楚，他就立刻赶到医院去确认他母亲是否平安无事。两个小时后，医生来查房，他愉快地和这对母子打了招呼后，就请弗兰克和他一起来到走廊。在那里，医生解释说露丝得的是白血病。

“但我和她一起待了两个小时，她根本没提这个事啊。”弗兰克心里害怕，也有些不解，说话都结巴了。

“是啊，”医生说，“我想她已经77岁了，告诉她有什么意义呢？”

弗兰克十分生气。“意义！意义！”他喊道，“这是她的生命，怎么会没有意义呢？”

医生也暴躁地反驳：“我这是在保护她。”

“她在没有你们的保护下活了77岁。她非常能干。她有必要也有权利参与她自己的生活、她自己的疾病甚至她的死亡，如果事情发展到那一步的话。现在，请到她的病房，去和她谈谈！”

医生局促不安地走进病房，告诉露丝，她患了白血病。

有时，医生倒是愿意对病人开诚布公，但病人的家属却把医生拉到一边嘱咐：“我们就什么也别说吧。”医生经常都会同意保持缄默，辩解说是为了避免病人痛苦。每个人的本意都是好的，可他们对那些面对生命威胁的人隐瞒病情，不让他们参与有关他们医疗和护理的所有决定，并把他们排除在他们自己生命的最后一章之外。

最好是医生和病人坐下来说：“我希望我能告诉你一些别的，但是我不得不告诉您，看起来您的时日不多了，我不知道您会在何时离世，这些是我能为您做的，这些是我不能为您做的，还有什么您想知道的吗？剩下的时间您打算怎么做呢？”

信息对必须要做决定的病人来说是一种药物。如果他们不清楚摆在他们前面的是什么，我们又怎么能指望他们来决定是采取积极的治疗还是消极的治疗呢。

疾病和死亡从来都不容易应对。信息也许不能改变你的疾病进程，但是却一定有助于你制定计划，度过此后艰难的病程。因此要让病人知情，病人也必须要主动找那些不愿意告知病人病情的医生。他们可以采取提出简单而礼貌的请求的形式。这可能需要软磨硬泡、争论或喊叫。不管使用什么招数，病人要坚持了解自己的病情。

改变目标

不管你是否决定参与对你的医护决定，也不管你是否了解到你能了解的一切，即使你的目标每月、每周或每天都有变化，你仍然有继续进行医疗护理的需要。也许你起初得到诊断书后做了个决定，在化疗六个月后又做了个不同的决定。起初你也许坚持以“治愈”为目标，此后你意识到“治愈”是不可能了，然后选择“舒适”作为目标。也可能，你会转向另一个方向，将先前的“不做复苏抢救”（DNR）的指令改变成“尽一切可能，让我活下去”的指令。你们最新的决定是唯一算数的决定。你们改变的决定应当得到尊重。

不幸的是，我们的医疗系统行动很迟缓，对改变所做出的反应很慢，因此有些人被迫采取不寻常的行动。汤姆是个42

岁的男人，正遭受着晚期肾病的折磨。当我到他家去看他时，他对操纵他的医生这一事实直言不讳。我刚接手了他的护理工作，于是我做了自我介绍并想了解他的愿望。他告诉我的倒没有什么不寻常，但他的态度很生硬。“我难以做最终的决定。”他说，“我害怕死亡，有几个星期我想要战斗到最后。然后，我又厌倦了受折磨，想要顺其自然。但是我找不到一个足够灵活的医生能跟着我一起来回摇摆。他们没有意识到面对死亡是多么可怕，他们只是对我感到沮丧。于是我有了两个医生，当我感到想要进取时，就像我想要往前冲，我就叫‘进攻医生’。然而，当我想要我的疼痛得到控制、顺其自然时，我就叫‘放松医生’。这两个医生彼此互不知情，而且我也不打算告诉他们。”

当然是由一个医生来照顾比较好，但是找到一个可以适应病人不断改变目标的医生很困难。尽管我理解汤姆为什么觉得有必要这么做，但我不推荐他的解决办法。相反，我建议你们找一位认同你的治疗理念、可以接受你的方式并有灵活性的医生。

尊重意愿

一直以来报纸上不乏这种报道：病人家属把医生告上法庭，强制医生把呼吸机从他们躺在床上昏迷数年的亲人身上拔掉。这些法律纠纷可让愤怒绵延数月，闹得家庭破裂，很可能迫使病人违背自己的意愿继续“活着”。这里的关键问题就是病人的意愿。大多数人从不说出他们的意愿。史密斯夫人可能认为她现在陷入昏迷的丈夫想要快点安静地离世，但她的儿子却相信他的父亲想要战斗到最后一刻。当我们无法亲自问史密斯先生的意见时，我们不得不求助于律师和法官，但他们和史密斯先生素昧平生，不可能知道他想要什么。

大多数人就是不想谈论死亡和临终阶段。谈论它就意味着我们要面对现实：我们或者我们挚爱的人有一天会死，也许就在近期。有时我们甚至害怕，一谈到它就会促使它发生。许多病人保持沉默，直到他们再也讲不出话来。然后其他人必须做出选择和决定，是保留还是关掉他们身上的呼吸机和其他的设备。选择权通常都落到女性身上，因为她们往往比丈夫活得长。许多女性面对固执己见的男医生时，都很难坚持她们自己的意见。如果你的意愿只让自己的配偶知道，那么这些意愿很可能得不到尊重。

帕特丽夏得了急性白血病，住进了重症监护室。她在生死边缘徘徊了六周后，终于回到家里。她之前没有说明她的意图，她的身体又完全不能自理，于是那段时期她完全依赖于机器。然而，不知怎么回事，她竟然恢复了。后来，在她 50 岁生日的聚会上，她看起来神采飞扬，她身上的那种光彩是我从未见过的。我们拥抱亲吻后，她告诉我，她对在重症监护室里发生的一切全然没有记忆，而那时候的她随时都可能死去。“我首先记起的是我正在回普通病房的楼层，我猜我还没有准备好要走吧，”她笑着说，“我需要更多的时间和我的孩子们待在一起。他们还很小，一个19岁，一个17岁，还有一个只有14岁。这话听起来很老套，但实际上并非如此。”她接着说，“我很高兴看到大家来到这里。”她这样说时，我感到我的眼睛里充满泪水。

我离开聚会时在想，不知帕特丽夏现在会不会明确地立下生前预嘱。她那么乐观，那么高兴自己还活着。也许她在当时认为，同时为生死做准备是“不对的”。

一个月后，她接到噩耗：癌症卷土重来了。帕特丽夏决定不提她的病情，即使她的家人谈及这个话题，她也不接话。由于她天性乐观，她没有提出停止医疗护理的指令，而是计划迎头直面癌症。

三天后，帕特丽夏去睡觉，但第二天早上她却醒不过来了。她的丈夫彼得给医生打电话，医生让他们拨打911或把她送到急诊室。一家人一整天都守候在家中她的床边，不知该做些什么。第二天晚上，她开始坠入死神的怀抱。大家都惊慌了，立刻拨打了911。当医护人员赶到时，她刚断气。看到她很明显是癌症晚期病人，于是他们征求彼得的意见，是否要抢救。彼得看了看妻子被癌症侵蚀的身体，然后望了望妻子的兄弟寻求指引。她的兄弟摇了摇头，表示否认。于是放弃抢救的决定做出了。这是个慈悲而有爱心的决定。

帕特丽夏的家人永远都不会知道他们的决定是否正确，也不知道这个决定是不是帕特丽夏想要的。因此，一定要把你的意愿告诉你的家人、朋友和医生们，要让他们清楚地知道，当你自己无法再做选择时，你想要发生什么这一点非常重要。

急诊室医生马克·卡茨负责处理那些来不及表达自己意愿的病人。他告诉我，他曾经在忙碌的某天接待了一个病人。这个病人病得很重，头晕眼花，无法交流。当马克医生费劲地朝病人的喉咙中插呼吸管时，病人试图推开他的手。他拿不准这个病人是想表示他不想要继续治疗呢，还是他并不清楚发生的事，只是感到有器具插进嘴里不舒服，想把它推开。这难道只是一个无意识的反应吗？“这没办法知道。”卡茨医生难过地说，“在他生命的最后阶段，他无法让人知道他的意愿，也无法选择他死亡的方式、时间和地点。”

我们可以让他人了解我们的意愿，但是我们中的许多人都不愿这样做，因为我们不想涉及这个话题。还有些人害怕，一旦他们的意愿公开，他们得到的照顾就变差了，或者根本得不到照顾。在传统的医疗体制下，人们接受的服务本来就质量不高，这种情况很普遍。但是如果今天我们不面对我们总有一天会死去的事实，我们可能会发现自己无力改变明天将发生在我们身上的事。

生前预嘱

如果你发现很难表达你的意愿，你可以采取书面表达的方式，即立下生前预嘱或签署医疗保险持久授权书。当你说不出话时，这些文件能替你说。它们让你指定你希望接受的治疗程度，从采取所有可能的抢救措施，到在你过世时让你感到舒适的止痛药这范围内任何程度的治疗。你也可以指定一个代理人，在你做不了决定时为你做决定。下面是加州医疗协会出具的生前预嘱的样本，里面为你提供了三种选项：

1. 如果发生以下三种情况，我不希望为延长我的生命做出努力，我不希望为我提供继续维持生命的治疗：如果我处于不可逆的昏迷状态或持续的植物人状态；或者我身患绝症，启用维持生命的程序只会人为地推迟我的死亡时间；或是治疗负担超过预期收益的其他情形。我希望我的代理人在做出有关维持生命的治疗的决定时，考虑减轻我的痛苦，在尽可能延长我的生命的同时也提高我的生活质量。

2. 我希望为延长我的生命做出努力，我希望能为我提供维持生命的治疗，除非我处于昏迷状态或持续的植物人状态，且我的医生认为这是不可逆转的。一旦我的医生得出结论，我将在余生中保持无意识状态，我则不希望为我提供继续维持生命的治疗。

3. 我希望为延长我的生命做出努力，我希望能为我提供维持生命的治疗，即使我处于不可逆的昏迷状态或持续的植物人状态。

不幸的是，如果你的家人不同意你的意愿，有了生前预嘱也可能不具有约束力。本杰明和索尔这两兄弟的故事就是这种情况。67 岁的索尔是个糖尿病患者，已经做了多年的肾透析。他的心脏病已经发作过两次。他的视力下降得很快，由于坏疽，他还有失去右脚的危险。曾几何时，他还是叱咤风云、白手起家的百万富翁，而现在，他连从床边挪动到卫生间的力气都没了。

有一天晚上，索尔给他的弟弟本杰明打电话，叫他马上赶来。本杰明来了，见索尔躺在床上。索尔的妻子菲利斯不在家中。索尔看起来十分虚弱，他呼吸困难，心跳很微弱。他的弟弟见状吓坏了，忙说："我马上找人来帮忙。"但索尔立刻回答说："不要。"

"你想要死吗？"

索尔点头，补充说："别让他们再把我救活。"他指着床头柜上的文件说："那上面写着我的意愿，里面写着不要再救活我。"

本杰明完全了解索尔的意思，因为他们之前已经就此谈过多次了。索尔已经准备好要走了，但是他的妻子菲利斯却不准备让他走。这两人都知道她会无视这份他准备的"不要抢救"的生前预嘱。索尔想要他的弟弟本杰明保证他的意愿被遵从。

弟弟坐在哥哥的床边，握着哥哥的手，眨着眼睛，忍住眼泪，又讲起他们最钟爱的儿时记忆。他知道索尔已经经历了巨大的磨难，准备离世了，但他不想要失去他的兄弟。他恨自己要成为保证他哥哥一定死去的人，可是他还是准备这么做。

事情进展得很顺利，但意想不到的是，菲利斯回家了。当她看到发生了什么，她立刻拨打了 911 请求帮助。很快医护人员就赶到了现场，他们请本杰明让开，好让他们抢救索尔。本杰明拒绝了。他们就叫来了警察。

“我是他的弟弟，”本杰明对警官说，“我告诉您他想要离开了。如果他想要离开，你们就不能动他！”他举起那份生前预嘱，“这里写着他的意愿！”

“我是他的妻子，”菲利斯高声叫道，一把抢过那份文件，把它撕碎，“我说他想要活下去！”

本杰明转向索尔，索尔的双眼紧闭着，他说：“索尔，如果你想要他们远离你，你就捏我的手。”每个人都愣住了，沉默地注视着索尔的手。它捏住了本杰明的手。

然后，他们继续争执，本杰明和索尔一起对抗其他人。只要索尔的意识还在，能够捏住本杰明的手，医护人员就不得不后退。但是只要索尔一失去意识，他的妻子菲利斯就会掌控局势。然后警察就会把本杰明推搡到一边，让医护人员施救。于是，索尔在死亡的过程中竭尽全力保持意识，希望保持足够长的时间直到最接近死亡时，以便让医护人员的努力白费。每隔 60 秒，他都按照请求捏一下本杰明的手，用这个信号表明他想要死。最后他不再捏了。

“看那里！”菲利斯叫道。警察把本杰明推到一边，医护人员立刻把针和管子插入索尔的身体，注入全部液体，并电击他的心脏。但为时已晚。索尔和无意识战斗到生命的尽头，确保了他被允许死亡。警察威胁要逮捕本杰明，但最终没有那样做。

菲利斯再也没有和本杰明说过话，因为她将丈夫的死怪罪在他身上。

布伦达和她的丈夫波西的离别就温馨多了。布伦达总是相信要提前做好准备。当她的乳腺癌复发之后，她把生前预嘱放进一个信封里交给波西。他读了她的意愿，然后两人就此商量并计划了各种情况下的应对方案。在她去世前不久，布伦达说："我真的非常高兴我把这些都安排妥当了。它帮助我们谈论好每一件事并事先达成一致。这样波西和我就能真正享受和孩子们在一起的剩余时光了，用不着再担心有什么万一了。"

选一个强有力的代表捍卫你的意愿很重要。即使人们不同意你的决定，他也能顶住压力坚持你的意愿。出于本能，你也许会指定和你关系最密切的人负起这份责任，但这个人不一定就强大到能坚持你的要求、毫不妥协。你要在指定该人作为你的代表之前，先和他讨论你的意愿，这一点至关重要。要明晰地表达你的感受，让他知道你会把他的帮助当作一种爱的行动。要强调，他是在给予你某种东西，而不是从你那里取走什么。要强调，夺走你生命的是疾病，而不是生前预嘱，也不是他可能被要求做出的决定。

在不可逆转的状态下，我们停止使用人工措施，就是要让死亡自然发生。关闭呼吸机和其他医疗设备的确会令人有罪恶感，这在情理之中。许多人都说："我想要他们自然死亡，而不是因为关上了呼吸机而死亡。"我们忘记了呼吸机是人工的，饲管也是人造的。我们的目标是延长活着的时间，而不是延长死亡的过程。我们都想要活得更长久，而不是死得更久些。世界上最自然的事莫过于顺其自然了。你的代表不会决定你的死亡，你的死亡是由你自己决定的。你的代表只是执行一个爱和慈悲的行动，确保你的意愿得到遵从。为了让关爱我们的人对执行意愿感觉好些，我一直在我的医院系统中积极推行把"不做复苏抢救"（DNR）转变为"允许自然死亡"（AND）。

要确保你的代表有一份你的生前预嘱的复印件，并且当你去医院时，也要交给你的医生一份，让他放进你的住院病历中。让你的家人知道在哪里能又快又容易地找到它。在得病的过程中，早一点或者甚至在出现病状之前就召集家人讨论。给他们出示你的生前预嘱，让他们清楚地听到你的意愿，并讨论他们关注的事项。现在就和他们讨论，而不是在你的病床边讨论。到你陷入昏迷时就太晚了，到了那时候，可能任何一个亲戚都会坚持要你活着，而医生不得不让机器保持运转。医生们都害怕被起诉，宁可做过头，也不会做太少。

医生和生前预嘱

医生也许想要你继续活着，因为你死了他就会觉得自己很失败。医生们总是被教导要战斗到最后，他们从未想过，正如出生是开始生命的奇迹，死亡便是结束生命的奇迹。他们可能被教导，不要接受情绪激动的病人亲属的口头预嘱。（尽管当你所爱的人即将死去时，有谁会不难过不情绪激动呢？）他们担心，如果不动用一切可能想到的措施来维持病人的生命，他们就会遭到医疗过失诉讼的打击。他们不想卷入家庭成员之间的法律纠纷。即使只有一个亲戚说“让他活下来”，医生们也会遵循法律风险最小的原则来做。哪怕是一个你 20 年没见过的远亲，也可以径直走进医院，告诉医生尽一切可能让你活下来。

几年以前，希瑟接到一个每个人都害怕接到的电话：她的父亲突发心脏病，被紧急送往医院。她连忙开了两个小时的车去陪伴他。当她发现负责治疗她父亲的医生以前从未见过她父亲时，她对医生说：“我父亲不想要任何冒险性的措施。”

看起来好像被冒犯了，这个高个子、灰头发的医生回答道：“我不能接受这样做，因为我不知道这是不是你父亲的意愿。”

“我是他的女儿，他唯一的亲人。”她回答道，“我知道他的意愿是什么。”

“您有书面说明吗？”医生含糊其词地问。

希瑟的父亲签过一份生前预嘱，但是她忘记带来。“有，”她说，“但是文件在我家里。”

“那么，”他回答，“在我看到它之前，我不能假设它存在。”

“我不能离开他四个小时去取它。”她坚持不让步。

此时，医生的警觉性高了起来。“您能证明您是他的女儿吗？”医生提出要求。

“我立刻就能！”她喊叫起来，“你真的以为我溜进医院假装成一个昏迷男人的女儿就为了拔掉他的插头？这不关乎什么文件或者身份证，这到底是怎么回事？”

医生在理屈词穷后承认，他个人不相信普通人会任由亲人死亡。“我也不想让我的父亲死，”希瑟轻声说，“但是他表达得很清楚了，如果他最终要上呼吸机或成为植物人，他希望顺其自然。您完全不认识他，您之前从没见过他，为什么您要把您的信念强加到我们身上呢？”

如此这般戏剧性的对抗很少见，也不需要。但是如果你和你的医生，或者你所爱之人的医生话不投机，最好再找另一个医生。你可以请护士给个建议，或者给医院的相关负责人打电话沟通此事。你也可以要求召开医院伦理委员会会议。

大多数人接受的医疗都反映了他们的医生的信仰和价值观。和与你有相同价值观和信念的医生建立关系是至关重要的。当我们接受医生的治疗时，若他们的价值观和我们的不同，我们经常要被说服采取或多或少的激进措施，而这些并非我们想要的。重要的是要在生前预嘱中表明你的意愿，并指明一位强有力的、赞成你观点的人来监护你。否则，你可能会发现自己正在失去对死亡环境的控制。

积极的选择

我们需要参与有关我们医护的决定，设定我们的治疗目标并根据需要改变它们，而且期待诚实和信息翔实的护理。那种诚实告知不会伤害任何人。相反，它有时还可以挽救他们的生命。许多病人请求“拔掉插头”，允许他们死亡，实际上不是因为他们想死，而是因为他们处在痛苦之中。当这些患者了解他们疾病的病程，了解到那些措施能够消除或至少减轻他们的痛苦时，他们中的许多人会选择继续活下去。

但是医生喜欢说消极的话，而且他们倾向于保留信息。他们也不会完全回答别人提出的问题。他们说他们不能做什么远远多于他们能做什么。他们说“没有什么办法了”，而不是说还有许多药物和其他疗法可以止疼。

即使没有治愈的希望，医生也可以讲些积极的话来帮助人们。当疾病发展到了晚期，他们可以说他们能做什么。

“我们可以提供积极的令您更舒适的治疗。”

“我们可以建立一个疼痛管理程序并持续不断地重新评估它。”

“我们可以允许公开探视。”

“我们可以允许您带宠物。”

“我们可以让您吃比萨。”

“我们可以提高您余生的生活质量，使您的最后几天或最后几个月过得尽可能愉快。”

“我们可以让您参与到生命的最终阶段。”

“我们可以解决您的痛楚和痛苦。”

“当临终时刻到来时，我们可以按您想要的那样，管理您的死亡过程。”

你们应该期待这种医护，如果你们还没有得到，就应该主动去争取。

四 生理上的痛苦

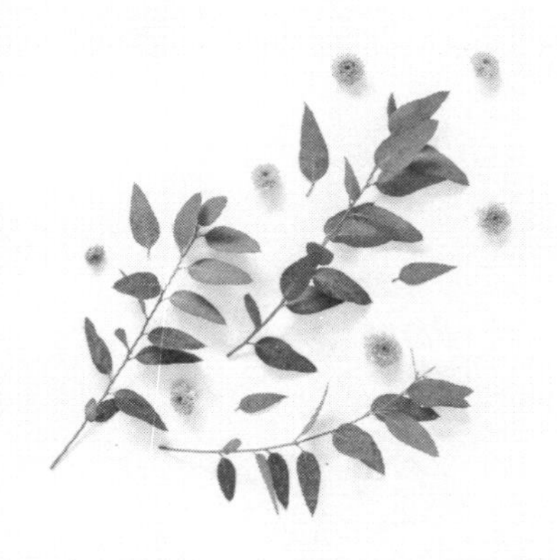

需要摆脱身体上的痛苦。

需要富有同情心、敏感、有专业知识的人来照顾。

多年前的一个清晨，我站在医院的走廊里，真害怕我推开埃里克房间的门走进他房间时会看到的情景。我害怕的不是血，那里面没有血。也没有跑进跑出、大声发号施令的医生，没有机器的哔哔声和嗡鸣声，也没有痛苦的家属在走廊和床边哭泣。房间里寂静无声，了无声息，正是这种寂静让我很不安。

早晨的医院生机勃勃，热闹嘈杂：早餐在供应；护士们在检查病人；医生们在查房；病人们从这个科室转到那个科室做检查；家属们来探视。但是在热闹的走廊尽头的 601 房间却没有动静。那个病人还活着，可他不敢动。

601 房间住的是埃里克，他刚过 30 岁，是个设计师，因艾滋病即将离世。除了艾滋病人经常患有的 PCP（卡氏肺孢子虫肺炎）以外，他还遭受着周围神经病变的折磨，这种病破坏了他手臂和腿部的神经末梢。

周围神经病变是艾滋病常见的并发症。对许多人来说，它只会产生令人烦恼的刺痛或麻木感。但埃里克却没那么幸运。这个病破坏了他腿部、脚部、手和前臂神经周围的保护鞘。神经本体暴露在外面，不受保护，使它们极度敏感。他的腿、脚、胳膊、手上的任何轻微的移动，甚至肩膀的移动“拉动”他的手臂，都会向他的大脑尖叫着发出可怕的疼痛信息。“我连脖子都不能动，”他轻声说，嘴唇慢慢地小心地动着，“就像我的手臂和腿都被钳子紧紧夹住了，还有人在不停地拧螺丝。”他悲伤而又恐惧地说。因此，他就这样在床上躺了几个星期，尽可能动也不动。

我见过人们临终时尖叫、哭泣、诅咒、唠叨、咆哮、乞求、大笑、捧打、抽搐、翻滚，从未见过这样一动不动的。当然，埃里克不可能绝对不动。每隔一段时间，医生或护士会碰他一下，或者他的肌肉抽动一下，寂静就会被他的尖叫声所打破。但绝大多数时间，601 房间里都是寂静无声的，甚至心脏监视器都关掉了，因为它会让埃里克分心。

当我知道他生命垂危后，我建议埃里克的家人和他的伴侣斯科特来和他告别。那天晚上，我们静静地坐在他的床边，整夜看着他的脸。他的母亲轻柔地抚摸着他的额头，但除此之外我们都不敢握住他的手或触碰他。我们能做的就是他因痛苦而哭泣时，我们也陪他一起哭。凌晨，和他最后几周一样，埃里克静静地悄声无息地走了。

埃里克的母亲终于能够触摸和爱抚她的儿子了。她把头靠在他的胸口上，哭出声来。“我以为生他时的疼痛很可怕，但跟他遭受的疼痛相比，就什么也不是了。”她啜泣着，“看着自己的孩子在折磨中死去的痛苦令人伤心欲绝。这么多年来把他抚养成人，总是抱着最好的希望，看到这样的结局让我无法承受。我感受不到他的疼痛，但是我看到了他疼的样子。我感到非常无助，我能做的就只是抚摸他的额头。我不知道这能不能帮助他，但我能做的只有这样。我能做的就是陪着他。我希望并祈祷有奇迹出现，解除他的疼痛。现在他脱离了痛苦，可我们还身陷痛苦之中。”

现在，我们有了办法，可以将艾滋病从绝症转变为慢性疾病了。好在像埃里克这样的情况少之又少，而更先进的疼痛管理方法可以帮助我们消除最顽固的疼痛。

许多人坚持认为他们不惧怕死亡，但他们对死亡的痛苦过程感到恐惧。临终者的家人和朋友都认为：看着所爱之人遭受痛苦是一种可怕的经历。不幸的是，生命结束时经常会有疼痛伴随。疼痛是我们体内的报警系统，告诉我们自己的身体有什么不对。它也许会用痛苦的低语提醒我们。其他时候，这个报警就像有的病人曾经告诉我的，是如“钉在十字架上的极大痛苦”或者是“折磨”。疼痛警报可能是有用的初次警告，提醒我们处境危险。但在大多数情况下，在接近死亡时的报警经常响起而且毫无必要。也许报警系统失灵了、短路了，没有人说得清。也许死亡和出生一样，都要经历疼痛。就如同在出生时一样，现在，我们也有药物可在死亡时帮助镇痛了。

疼痛的定义

在严格的生理层面上，疼痛是由专门的神经受体通过神经细胞向脊髓和大脑传导的脉冲引起的。这些脉冲是告知组织损伤的信息，但疼痛不仅仅是这些信息。这些信息描述的损害在大脑中被解读、被具体化，在那里，神经脉冲就成了我们所经历的疼痛。疼痛的程度和我们对疼痛的反应一部分取决于我们对疼痛的态度，一部分取决于我们对疼痛的恐惧和过去的体验。组织损伤发生的部位和原因也会影响我们所经历的疼痛类型。

疼痛分锐痛或钝痛、急性痛或慢性痛、持续性疼痛或间歇性疼痛、令人烦心的疼痛或受酷刑似的疼痛、刺痛、抽搐性的疼痛、转移性的疼痛、浅层疼痛和深层疼痛。疼痛可以限制在一个局部的小范围里，也可以席卷整个身体。它既是生理上的，也是情感上的。疼痛可能会瞬间来临，也可能在我们没有防备时悄然爬入我们的身体。它可能单独出现，也可能伴有恶心、恐惧和其他症状。如同疼痛有多样性，我们对疼痛的反应也各有不同。有些人会立刻寻求帮助，另一些人的反应则比较微妙，只会用紧张的面部表情、紧张的手势或者突然僵硬的身体来表达他们的疼痛。在某些情况下，我们并没有意识到别人处于痛苦之中，直到他们开始对外来刺激反应过度，比如抱怨噪音、光线、糟糕的食物或者原来并不反感的事时，我们才知道。

所有的疼痛都因人而异，是主观的。你对疼痛和医疗系统怎样处置疼痛了解得越多，就越能有效地沟通和参与管理你的疼痛。只有亲身经历疼痛的人才知道有多疼。我们永远无法真正了解别人的疼痛，因为我们对疾病和创伤的反应都各不相同。我们通过我们的眼睛看到疼痛，且只通过我们的眼睛，而我们的观点则是被我们过往的疼痛、疼痛耐受度以及我们的文化过滤而形成的。既然我们不能测量或“证明”疼痛，那么我们必须始终假设它是真实的；我们绝不能低估或轻视它，也绝不能忽视它。不管是撕心裂肺的剧痛还是惹人心烦的小疼痛，对于当事人来说都是真实的疼痛。

有时疼痛会使我们心不在焉，似乎将我们推离生活。在辛西娅最后的几个月里，她似乎渐渐进入了自己的世界，慢慢地从生活中消失，在床上花的时间越来越多。起初，我们认为这是一种临近死亡的迹象，因为临终者会变得非常超脱，放下世上的人和事。

辛西娅始终否认自己处于疼痛之中。她似乎只是在认真地思考。“我只想一个人待着。”她说。所以我们就留她一人独处，直到我注意到她在床上试图翻身时皱了一下脸。“您疼吗？”我问道。“不疼。”她迟钝地答道。我接着问：“辛西娅，看起来好像你试图动的时候就会疼？”最后她承认一翻身就疼，于是我就问她是否愿意尝试一些止痛药来帮助她翻身。她同意了。几小时之内，她就可以下床走动了，对生活更敏感、更有兴趣，她都好长时间没有这样了。“我一定是逐渐习惯了疼痛。”她说，“我知道我只是有点疼，我想我能应付。现在不疼了，我才知道它对我的消耗有多大。”

辛西娅对疼痛的反应很正常。我们没有意识到我们的思想会有多少被疼痛占用，我们的注意力很容易涣散，简单的日常问题比如牙疼和头痛都能让我们分神。想象一下，极度的疼痛会让人多么深陷其中而不可自拔。现在试想一下，我们要花费多少精力来应对癌症的疼痛、衰老的变化和对死亡的恐惧？如果牙痛都能让人分心，那么当人们经历他们人生中最大的身体挑战时，会发生什么呢？他们可能甚至没有意识到让他们陷入恍惚的是疼痛。

临终过程和疼痛

临终阶段不一定都是痛苦的。一些癌症晚期的病人报告说他们的疾病并没有使他们感到疼痛。一位患有肺炎的老人可能会毫无痛苦地过世。随着呼吸能力的减弱，人可能会非常焦虑，但是如果用药正确，疼痛和焦虑就都不是问题了。事实上，医学专家经常把肺炎称为“老年人最好的朋友”，因为它能让人快速地、几乎毫无痛苦地死去。

我们不能阻止疾病带来的身体疼痛，但我们可以预防不必要的疼痛。我们有许多有效的药物，我们可以用它们来减轻疾病带来的负担。皮肉之苦不是我们“应得的”，我们应该尽可能地免受疼痛之苦。

有了现代的止痛药，任何人都不应在活着时感到疼痛或在疼痛中死去。我们的医务人员有责任尽其所能来消除疼痛。通过适当的药物治疗和管理，疼痛在大多时候都可以得到缓解。美国卫生和公众服务部下属的卫生保健研究与质量局认为，90% 的癌症患者的疼痛都可以得到控制。不幸的是，有太多的人仍然处于痛苦之中，该机构发现 42% 的癌症患者服用的止痛药并不对症。

当我把父亲带回家，准备让他在家过世时，我向他保证他不会有痛苦。因为与我公司合作的医生可以提供药物，加之我有医疗背景和对父亲的爱，我觉得我可以保证他会在没有任何痛苦的情况下平静地死去。但是即使有了最好的照护和关心，偶尔还是会有疼痛，即使只有一小会儿。

在他去世的前两天，他一直在服用小剂量的吗啡，这足以抑制他在癌症扩散时感受到的腹部疼痛。但到了深夜，他突然感受到他所说的生平最厉害的疼痛。他因为疼痛感到非常愤怒，用力抓住我的胳膊恳求道："你答应过我不会疼的，你答应过我的！"从护士冲过来给他打针到止痛药生效只过了一小会儿，但就像过了很久。我感到很痛苦，因为我辜负了我的父亲。我给了他一个我无法兑现的承诺。我忘记了之前我从别的病人那里所了解到的：尽管我们保证过，尽管我们有最好的药物，但我们的亲人还是会痛苦。尽管我们有最美好的愿望，但医生们不可能避免所有发生在临终阶段的疼痛。即使在最好的情况下，某些短暂的疼痛也是避免不了的。

如果比最好的情况要略差一些的话，疼痛是必须要忍受的。莎莉是个律师，她患了子宫癌。她曾到提华纳的癌症诊所看门诊，很高兴她的病情得到了缓解。可是后来，她的医生办公室的护士打电话告诉她，最近的检查结果显示癌症又复发了。几周后，医生也没有更多的办法治疗这个疾病了，她的时间不多了。

在南加州一个阳光明媚的周五早上，她的家人意识到她的病情在急速恶化。她的丈夫马修给医生办公室打电话求救，可护士告诉他，医生不在。“我妻子的情况不太好，”他告诉她，但她只是简单地重复说医生不在，建议他把她送到急诊室。莎莉要求死在家里，在家人的环绕下，躺在她和丈夫同枕共眠了25年的床上。因此，到一个不熟悉的医院消毒病房中度过她最后的几个小时并不是她的选择。

那是一个美丽的星期五晚上，莎莉躺在家中她自己的床上，但她处于极度的痛苦中。那天深夜，刚过午夜，马修决定再次打电话给医生。接电话的医生回答说，他们的医生不在，他是代班医生。“你们可以给她一些止痛药吗？”马修问道。但是这个医生说他对她的病情不熟悉，因为他没有给莎莉做过检查，不方便开药。“周一把她带到办公室来，或者一小时后我到急诊室里和你们碰面。”这个医生说。

可莎莉还是想要死在家中。这是她和马修年轻时怀着无比兴奋的心情买下的房子，是她精心装饰过的房子，是她抚养孩子们长大和款待朋友们的家。“我就快死了，”当她的家人们劝她改变主意去急诊室时，她轻声对家人说，“我不想在去医院的路上死在救护车里，我宁愿死在这里。”于是她真的死在了这里，死在了她的家里，在周六的清晨。

莎莉的死是不可避免的，但她的痛苦却是可以避免的。她的丈夫可以很容易地学会给她做些简单的注射，或者医院派护士过来给她用静脉点滴摄入止痛药。她在一个肿瘤科医生的照顾之下，有充满爱心的家庭，有足够的金钱支付任何必要的服务和医疗费用，她的家离两个世界著名的医疗中心都只有半个小时的车程。尽管如此，她依然死于痛苦之中。

莎莉在家里去世的决定加重了她的痛苦。我们医疗系统中的许多人都不知道该如何应对死亡。如果莎莉要求再做一次核磁共振或手术，医生和护士就会清楚地知道该做什么，而且手术会顺利进行。但是莎莉只想平静地死在家里。

如果你自己处于这样的境地，要向护士清楚地解释你的亲人身上疼痛，需要药物治疗。也许你得坚持和负责治疗的医生谈话。如果医生不在场，去找他的一个同事谈或者在当地的电话簿上查护理或者临终关怀服务，他们中很多都专门提供疼痛管理方面的服务。（这些公司通常会马上给你的医生打电话。如果你的医生不在，他们通常会让自己的医生来处理这类紧急情况。）不要不去寻找方法。疼痛有时是免不了的，但是绝不要选择忍受疼痛。

不必要的疼痛

疼痛虽是死亡过程的一部分，但有许多止痛药可以镇痛。可即使是在医院里，周围都是才华横溢的医生和尽职尽责的护士，许多临终者仍然没有得到足够的药物。问题出自某些规则。当护士说，除非到了某种地步，现在没有更多的药物可以提供时，病人和他们的亲人、朋友都很沮丧，也很困惑。

有一位叫贝弗莉的老妇人曾经对我发火，在我安排她从医院转到家里护理时，她对我大叫大嚷："我的止痛药是按严格规定的时间表服用的，但是我的疼痛并不按时间来！我的癌症也没按时间！我不是每隔四个小时才疼，我讨厌必须等半个小时才到3点钟。那时我终于能打针了，但是护士们又赶上换班，每个人都很忙，他们还顾得上照护我吗？"

护士们会照顾你，但他们经常不知道你的感受。因此我建议要持续评估你的疼痛。病人的疼痛和治疗效果应当持续监测。对疼痛的评估应包括：

- 定期。
- 每次都有新的疼痛报告。
- 在每次药物干预后的适当间隔，例如非肠道途径的药物治疗后（不经口腔的给药）15~30分钟，以及口服药物后一个小时。

医护人员应当询问病人的疼痛情况，仔细倾听病人的反应和诉苦。"ABCDE"是一个简单有效的疼痛评估方式。

- Ask（询问），定期询问病人的疼痛情况。
- Believe（相信），相信病人和家属提供的疼痛报告和疼痛减轻的原因。
- Choose（选择），根据病人、家属和环境的状况选择适合的控制疼痛的方法。

- Deliver interventions（干预），及时、合乎逻辑地以协调的方式实施干预措施。
- Empower（授权），授予病人和家属自主权。

人们经常抱怨说，他们的医生好像开止痛药很吝啬，对病人的疼痛麻木不仁。医生们用药不足的原因有很多，通常他们只是对疼痛了解得不够。在学校里，医生很少接受关于疼痛的教育，而且大多数医生本身都没有经历过癌症或其他疾病带来的可怕痛苦。大多数经历过疼痛疾病的医生会变得对他们的病人的疼痛更加敏感。一些人认为，保持冷静是病人应当做的，或者认为疼痛是病人装的，为的是要得到止痛药。但是，在大多数情况下，医生们害怕病人对强麻醉剂上瘾，害怕给药太多会给自己惹上官司。

对药物成瘾的恐惧

医生担心病人会对强力止痛药物成瘾，许多病人和他们的家人也对此表示担心。但这种对药物成瘾的恐惧在很大程度上并无根据。实际上，真正药物成瘾的人很少，有些人认为只有1%。一项研究得出的结论是："大多数癌症患者服用阿片类药物（如吗啡、可待因、美沙酮等镇痛药）超过两周，只有极少数人会出现药物滥用行为和成瘾的心理依赖。"

在疾病发展的早期阶段尤其如此。我见过一些人浪费了自己剩余的宝贵时间，沉迷于一种药物，要么这种药物服用过早，要么这种药物耐受性很强，不得不越来越频繁服用，或者剂量越来越大。我看到这种事发生在凯文身上。他是个 35 岁的艺术家，那时他躺在家里，奄奄一息。凯文十分热爱生活。你可以从他的画中“读到”快乐，可以从他的声音里听到快乐，可以在他笑眯眯的眼睛里看到快乐。当初他第一次被诊断出淋巴瘤时，凯文对我说：“当我走过最后一个拐角时，我就不再毫无理由地撑下去了，我要顺其自然。但是在那以前，直到最后一秒，我都要过好我的生活！为什么我不把每一分钟都花在我的家人、朋友和宠物身上呢？”

几个月后，凯文出现了严重的慢性疼痛，为此他服用了哌替啶。像吗啡、双氢吗啡、泰诺、艾德维尔（布洛芬）、阿司匹林一样，哌替啶是一种短效止痛药物。不幸的是，它对慢性疼痛来说并不是一个好的选择。凯文对哌替啶有了依赖性。他对他的家人、朋友和他心爱的宠物漠不关心。他所能做的就是想着他的下一剂药，看着时钟上的分针痛苦地缓慢地移动。一天晚上，房子里突然爆发出的嘈杂声让屋子里的每个人都吓得魂不守舍：桌子和椅子都被掀翻了，碗碟从橱柜里被丢出来，抽屉被拽出来，掉在地上。他们冲进厨房，发现凯文在那里，他汗流浃背，疯狂地发着怒，到处找被他们藏起来的哌替啶。当他看见他们时，他哭着跌坐在地上。“我真不敢相信这就是我的生活，”他哭道，“这不是我想要的结局。”

美国成瘾医学协会指出：“那些患有严重的、无法缓解的疼痛的人可能会非常专注于为他们的痛苦寻找解脱。”有时，这样的病人在观察者看来，可能会以为他们的注意力都集中在获得阿片类药物上，但实际上他们的关注点在于寻找缓解疼痛的方法，而不是使用阿片类药物本身。这种现象被称为“假瘾”。

凯文的假瘾在持续拉低他在临终阶段的生活质量。于是，他使用的哌替啶很快就被停用了，换上了一种更为长效的止痛药，让他能够和关爱他的人一起享受几周真正高质量的生活。[长效止痛药包括吗啡衍生物美施康定、硫酸吗啡（Roxanol）和美沙酮。]

药物成瘾在疾病的早期和中期是一个应当关注的问题，但这个问题在生命的晚期就不再那么重要了。许多医生认为，对于很有可能在几小时、几天、几周或几个月内就要死去的病人来说，是否药物成瘾都无所谓了。万一和所有人的预期不同，他们被治愈了，如果他们活下来了，他们就再去担心如何打破他们的习惯也不迟。

如果一个家庭在死亡近在咫尺时仍然害怕药物上瘾，那么他们很可能是在拒绝承认，更乐于专注于想象中的药物上瘾，而不是面对死亡在即的现实。药物成瘾当然会影响我们的心理，但我们不应该让这个事实干扰我们控制身体疼痛的需要。该担心药物上瘾的时候就去担心药物上瘾，该让我们关爱的亲友感到舒适的时候就让他们感到舒适，两者不应混淆。

对吗啡的恐惧

有些人并不担心药物成瘾，但他们担心止痛药会让他们神志不清、丧失行为能力或者削弱他们的思考能力。但其实更大的问题是无法治疗的疼痛，这本身可能会剥夺我们的心智能力。疼痛能充满我们的意识，清除掉别的一切。

克里斯托弗是个35岁的房地产经纪人。自从和淋巴瘤做了旷日持久的战斗并失败后，他决定在最后阶段服用吗啡。之前很长一段时间，他一直抗拒服用麻醉药，但最后疼得实在太厉害了。吗啡可以口服、肌肉注射或静脉注射（IV）。在这种情况下，静脉注射是最合适的。

克里斯托弗要求他的家人在他用第一剂药之前聚集在一起，请他的家人依次向他——他们的儿子、兄弟和堂兄弟告别。当药物开始从挂在他床边的杆子上的输液袋滴入他的手臂时，每个人的眼里都噙满了泪水。克里斯托弗深吸了一口气，闭上眼睛，感觉到自己的疼痛在消退。他的家人站在那里，沉默而悲伤，等待着最终结局的到来。

5分钟过去了。大家一动不动，没人言语，甚至没有咳嗽声。接着，克里斯托弗睁开了双眼，脸上露出了尴尬的神色。“我没死，”他几乎有些遗憾地说，“我还以为我现在已经死了。”

“为什么呢？”我问他。

"因为我以为服用吗啡就意味着一切都结束了。"他羞怯地回答。突然间，在场的人都大笑起来，一是松了一口气，二是因为他对活着的反应很有趣。克里斯托弗那天没有死。在他的"退场"过后，他又继续活了很长一段时间。像克里斯托弗一样，许多人都相信吗啡只给那些即将死去的人。（也许在他们的记忆里，在他们的童年时代，年长的亲戚在临终时被注射了吗啡，所以他们把这种药与死亡联系在一起。）他们告诉自己，如果我不用打吗啡，我还不会死。在生命末期，吗啡是一种很好的止痛药，但它本身并不是终结点或终结生命的原因。人们死于疾病，而不是死于吗啡。我经常听到医生对犹豫不决的病人说："我们先试试吧。如果在某个时候你不再需要它，我们可以马上停用。如果它不起作用或者不适合你，我们会尝试别的办法。"我设法提醒他们，他们对这个药有掌控权，并非药在控制他们。

药物治疗的五条原则

对于疼痛的药物治疗涉及误解、不完整的知识、恐惧和合法性。因此对病人以及他们的家人和朋友来说，当他们因疼痛请求医生和护士帮助时，了解医生和护士的想法非常重要。

在他们早期的培训中，医务专业人员被教授了关于药物治疗的五条原则：

- 对的药物
- 对的病人

- 对的剂量
- 对的时间
- 对的途径

对的药物

很多药物都被用来控制疼痛，有些名字相似。每种药物都有不同的效果和副作用，所以病人只接受医生开出的处方，而不要接受其他任何人开出的处方，这一点至关重要。服用别人的药可能很危险，因为它可能与你正在服用的其他药物相互作用，也可能对治疗你的疼痛来说是错误的。如果你有原来的用药，或者朋友给你的药，就请拿给你的医生看看。医生会解释为什么它对你的情况不起作用，或者让你知道它是否仍然有作用，是否安全，是否在有效期内。（大多数医生都知道用药很贵，如果他们有机会检查和评估这些药物，他们会很乐意让你服用你已有的或从朋友那里得到的药物。）

医务人员也担心病人同时服用多种药物的问题。许多患者可能在一天的不同时间服用几种药物，这就增加了出错的机会。因此护士们被训练在给任何药物之前要仔细检查，并且只给那些已经开出药方的药物。

对的病人

许多病人和关爱他们的人都会因护士反复询问病人的名字

或核对病人手腕上的名字感到不安或害怕："难道他们现在还不知道我是谁吗？"他们搞不懂。护士们也许知道你是谁，但是他们不能冒把药给错病人的风险。因此细心的护士每一次都要检查。

对的剂量

为确保药物发挥效力，并把副作用控制到最小，必须要使用正确的剂量。我们通常从最低的有效剂量开始，如果不够，再逐渐增加剂量。在确定正确的剂量时，疼痛的原因、病人的总体健康状况、病史、疼痛耐受性和体重都要考虑在内。由于用药过量涉及法律问题，许多医生和护士宁愿开药不足量，也不愿开药过量。等病人有强烈的要求时，才增加药量。可以肯定，假如疼痛不发生在自己身上，这样做有道理。但是当有人一遍又一遍地要求、哭叫或者乞求缓解疼痛时，这样的做法是很可怕的。

对的时间

大多数止痛药每 4~6 小时服用一次。有些药效较长，可能每 8 个小时或更长时间服用一次。药物的医嘱也可以是"p.r.n."，这是拉丁文 pro re nata 的缩写，意思是"必要时"。凡注明"p.r.n."的药物，只在病人提出要求和说自己疼痛时才能提供。

不幸的是，药物在进入人体的那一刻和在它们慢慢消失的那一刻都不能缓解疼痛。它们最有效的时间，就是在它们“聚集了力量”之后到它们开始“疲劳”之前的中间阶段，此后，药物会被肝脏代谢。这意味着，在给药后患者可能会继续感到一段时间的疼痛，并且在下一次给药前感到疼痛又回来了。这种亏盈现象使得疼痛控制不平稳。新设备的引入，例如便携式静脉泵，现在可以保证血液流动中持续有效的药物量。

疼痛最容易在发病时控制，在高峰时最难控制。因此，最好在疼得厉害之前就寻求帮助。换言之，在疼痛降临到你身上之前，你要先把它控制住。

现在有人建议，与癌症相关的持续性疼痛的给药应以 24 小时为基础，必要时应加量。这有助于保持药物在体内的稳定水平，并有助于防止疼痛复发。

对的途径

用药的方式有很多种，包括口服药丸、药片、胶囊、口服混悬剂、舌下含服（放在舌下）、肌内或皮下注射（打针）、栓剂（直肠给药）、透皮给药（皮肤贴剂）或者静脉注射（注入静脉）。很明显，口服是最容易的给药方式。但在很多情况下，病人无法吞咽药物。它们可能在胃里难以被吸收，或者引起肠胃问题，比如恶心、呕吐和便秘。许多时候，病人不能服用丸药或水剂，因为他们吞咽困难，或者由于病情发展已经有恶心和呕吐现象了。当疼痛厉害时，药物可直接注入血液。

麻醉性止痛药经常是注射的，但是注射需要反复的皮肤穿刺并且疼痛控制也不均衡。药注射完后一段时间，随着药物在体内堆积起效，你会感到轻松，但随着肝脏开始代谢药物，疼痛又会恢复。所以到病情发展后，通常都选择使用静脉注射，因为少量药物滴注到身体里要花很长一段时间。许多病人起初都抵制静脉注射，因为他们觉得需要的时间太长，或者认为只适合重病号，或者认为妨碍了他们行动。不过，他们很快就认识到静脉注射的效力，但还是无法避免注射的反复针刺。在某些情况下，通过“输液泵”给病人用药，能够控制从静脉流入他们身体的药物量。有了内置的防护措施，病人可以根据自己的反应来调控疼痛而不依赖他人。然而，对静脉注射的偏爱可能会发生改变，因为在临终关怀方面正在兴起一个运动：只要有可能绕过静脉注射，可以选择更易于给药的方式，如经舌下的、经皮肤的和口服药物。

缓解疼痛：你能做的

在人生的某个阶段，我们可能都会忍受疼痛。然而，我们不需要成为疼痛的受害者，也无须无助地看着我们的所爱之人忍受疼痛。我们可以为自己和他人做很多事情。

清楚地表述你的疼痛。告诉负责你的医生：

· 怎样的疼痛——刺痛、火辣辣的疼痛、锐痛、钝痛、针

扎的痛、酸痛

· 疼痛的程度——使用“轻微”“中等”“严重”等词汇或者用 0 到 10 的等级来评估你的疼痛。疼痛程度衡量表是表达和评估疼痛程度的有效方式。

· 疼痛的具体位置——说出或者指出疼痛的具体位置。

· 什么时候疼痛——持续性的、间歇性的、仅在饭后发生、翻身时发生、突然间全身疼、不知不觉中发生。

要求医生给你制定一个疼痛控制计划，说明将会给你用什么药物、什么时候给药以及为什么给这种药。这不仅会迫使你的医生花时间思考如何控制你的疼痛，还会减轻你的焦虑。询问医生用药的频率，以及它是否与疼痛发生的方式相匹配。询问若当前使用的药物无法控制疼痛会发生什么：他们会增加剂量吗？还是尝试其他药物？如果疼痛在半夜或周末无法控制了，你能做些什么。

跟你的医生和护理人员讲述你的疼痛史。如果你知道，告诉他们你对疼痛的耐受性是高还是低，以及过去哪些药物对你有效、哪些无效，如果你要求快速缓解疼痛，或你这么做有困难，那么让他们知道。当我问一位受人尊敬的肿瘤学家和艾滋病医生詹姆斯 · 托马斯关于疼痛的问题时，他答道：“我倒不提倡病人主动找医生讲。因为我要告诉病人的是，让他们的医生随时跟进了解他们的疼痛。”如果你的医生在缓解疼痛的看法上和你不一致，那再找个医生吧，找一个能够同情你的医生，这本身就是一种强效的止痛药。

不要做一个殉道者或沉默的受难者。如果你感到疼痛，就大声说出来，不要不采取任何措施。如果你的医生不在，就要求找另一个医生。如果你的医生不帮助你管控疼痛，就找另一个医生。如果你的医护是安排好的，这很难做到，但你可以试试。不要担心别人以后不再喜欢你。消极被动和缓解痛苦不可兼得。

在和疼痛做斗争时，要积极主动，大声疾呼。仍然有许多医护人员没有足够的经验，不知道使用什么方法、用多少剂量来控制疼痛，如果你或你所爱之人处在疼痛之中，要大声说出来。要坚定地说，要求疼痛管理咨询。如果需要的话，提出强烈要求。

记住，我们的现代医疗系统在周末无法正常运作。如果你在周五有任何疼痛，尽量不要等到周六半夜疼痛变得无法忍受时再打电话给医生。做好准备，请你的医生做个计划，提前列出周末或晚间难以找到他时的关于控制疼痛的解决办法。

寻找其他控制疼痛的方法。有些人祈祷，有些人冥想，有些人使用想象，想象自己在夏威夷美丽的海滩上，仰望蓝天。还有一些人观想身体内部，看着自己的内啡肽消除疼痛。内啡肽是大脑中产生的一种化学物质，具有类似吗啡的镇痛作用。任何对你有用的方法都值得尝试。有许多关于替代选择的优秀书籍，还有录音带和录像带。

尽量安排一个你喜欢的人来陪伴你。疼痛会让我们感到疏离，感到完全孤独。有时候，仅仅知道你不是孤身一人都很有帮助。被温柔的手握住或听到温柔的声音都是一种特殊的药物。

苏珊是一名社会工作者，亲眼见过许多痛苦和死亡。但在她所经历过的他人生命最后的阶段中，没有比她母亲的死更让她印象深刻和持久的。她的母亲埃斯特患了结肠癌。这位身形高大的 72 岁老人仍保持着过去壮实的体魄。在生命的最后几个月里，这位老人一直处于痛苦之中。但是疼痛似乎使她彰显出了最好的一面，她已经受过许多苦，当她只有 16 岁时就已经看着母亲死于癌症了。

“妈妈在疼痛面前很有尊严，”苏珊告诉我，“这对一个打破番茄酱瓶子都会心烦的女人来讲真是令人惊奇。她从未丧失她的幽默感。她会说她已经熟得要烂了（实际意为病入膏肓），不会再买不熟的水果。”

最艰难的时刻是注射的药效开始消失或疼痛突然间加剧时。苏珊无法消除她母亲的痛苦，只好陪她坐着。她们说话，她们哭，她们笑。最后，苏珊和她的家人 24 小时轮班守候，确保埃斯特不会孤单。

最后，母亲对女儿说：“我疼得再也受不了了。”

“那就别再忍受了，”苏珊回答，“你可以走啦。”

苏珊知道，有时候我们什么也做不了，只能待在那里。她不想让她的母亲死去，但她也不想让她的母亲再忍受这样的痛苦。

如果你已经尽了一切努力来帮助控制你所爱之人的痛苦，你可以就简单地待在那里。如果她想哭，就让她哭出来吧。你可以和她一起哭，一起哭出眼泪比忍着好。让她握着你的手；当她疼痛时，让她捏着你的手。如果她想要叫，就让她叫。不要说她这样做会吵到别的病人或者要向疼痛屈服。让她叫出来，鼓励她叫出来，如果需要的话，陪着她一起叫。如果可以的话，陪她一起笑。

到了最后的关头，当已经束手无策时，你可以说："我无法停止你的痛苦，我无法让它消失。我能做的就是坐在这里陪你。我就坐在这里。爱你的人会坐在这里握着你的手，陪你走到最后，你不会孤单。"

疼痛不是惩罚

疼痛可以是大声喊出来或安静无声的、持久或短暂的、残酷或仁慈的，但它从不是一种惩罚。然而，疼痛是一种惩罚这个观念依然困扰着我们。也许是因为"疼痛"的英文单词 pain 源自希腊单词 poine（幽灵），意为处罚。当父母、配偶、孩子或兄弟姐妹经历痛苦的死亡时，家庭成员往往感到恐惧。"我不敢相信他会疼痛，"他们痛苦地说，"他的日子过得那么好。""她从不伤害任何人，为什么她会这么痛苦啊？""上帝怎么能允许这种事发生呢？”

疼痛不是任何人的过错。我目睹了上百人的死亡，却没有看到痛苦与人的善良或邪恶之间有任何关联。疼痛通常是死亡的一部分，就像它是分娩的伴随物一样。好人不是都会在睡梦中安静地死去或毫无痛苦地死去。善良的人和不善良的人同样受折磨。疼痛不是审判，它只是许多人在地球上度过的最后几天、几个星期、几个月的一部分而已。

苏珊告诉母亲，她可以走了，可以不再忍受疼痛。就在那天半夜两点钟，她接到医院打来的电话，她母亲心脏病发作了。苏珊开车赶到医院，希望她母亲的痛苦不要再持续下去，她一抬头，看到天空划过一颗流星。“我知道她走了。”她后来告诉我，“我知道她走了，远离了痛苦，远离了折磨。”许多年过去了，苏珊现在已经有 50 多岁了，但她一谈起这事来，眼里还是充满了泪水：“我从未停止过想念她。但是她已经摆脱痛苦了。”

疼痛的课程

疼痛是一种伟大的均衡器，使我们变得更温柔、更有同理心。美国现代灵性老师和咨询师玛丽安娜·威廉姆森讲述了她去参加晚宴的故事。她在那里遇到了一个非常愤怒的男人，每个人都绕着他走。当那个人告诉她，他刚做完癌症手术时，她决定坐在他旁边。那天晚上，他们聊得很开心，尽管他很生气，但她觉得他们真的心意相通，也许是因为她很了解他的心情。六个月前，她自己的健康曾受到过严重的威胁，她那时很恐惧，就像眼前的这个男人一样。玛丽安娜觉得自己有责任和这个愤怒的人坐到一起，而不是躲开他。

疼痛能让我们洞察别人的恐惧，能让我们有同理心去关心他人，也能让我们产生帮助他人的愿望。疼痛会加深我们的感知能力和我们对生活的体验。我们竭力要避免疼痛，但它让我们的眼睛和耳朵对他人的疼痛更为敏感。亲历伤痛后的我们更能理解别人的痛苦。

每一种疼痛都有它的意义，即使是伴随死亡而来的疼痛。疼痛帮助我们死去，肉体就像一件裹在灵魂外的衣服，痛苦会使这衣服不再适宜继续栖息。我们尽其所能地死死抓住生命不放，执着于我们身体的本质和特性。要想从我们所知道的一切中脱离，需要有强大的推力。疼痛可能是帮助我们分离和放弃生命的这种力量。对某些人来说，正是这种推力促使我们跳入未知的世界。我看到许多人充满斗志，决心要活下去，但只有当他们的身体疼痛不堪时，他们才会改变他们的想法。有些人说："我不知道接下来会发生什么，但一定会比现在的痛苦要好。"对于那些处于疼痛中的人来说，死亡是一种安慰。

我曾给许多亲友讲过一位古代国王的故事。国王向他的谋士要一些东西来帮他享得了福又经得住苦。许多人献上魔药和盔甲，但他的魔法师却给了他一枚简单的戒指，在戒指的内壁，刻着“这一切终将过去”的字样。

当你看着所爱之人在疼痛中煎熬时，时间过得要多慢有多慢。尽管它似乎无止境、无法忍受，但所有的痛苦终会结束。尽你所能为自己或所爱之人要求疼痛管理。有了伟大的疼痛管理，你可以带着泪和笑走很长一段路。记住，这一切终将过去。

五 情感上的痛苦

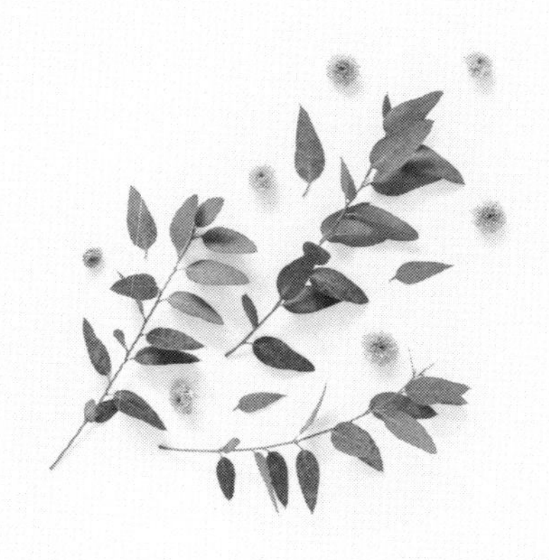

需要用自己的方式表达对疼痛的感受和情绪。

医院里充斥着各种负面情绪：愤怒、沮丧、躁动、焦虑、敌意、紧张和恐惧。这些情绪中有许多源于痛苦——疾病带来的身体疼痛和因害怕死亡而产生的情感痛苦，这些情感上的痛苦会因身体上的疼痛而加剧。病人的反应往往不是愤怒地爆发就是沮丧地退缩。愤怒是反抗命运的呐喊，也是在请求帮助；沮丧是对同样痛苦的另一种反应方式。许多人都在找寻快速解除痛苦的捷径，但摆脱痛苦的唯一方法就是经历痛苦。

愤怒、痛苦和服药不足的老年癌症患者贝弗莉抱怨说，她的疼痛不按时间表来，让医院的工作人员日子一直都不好过。“小心点儿。”医护人员互相警告说，“她会无缘无故地拧下你的脑袋。”贝弗莉和她的医生争吵，对护士大呼小叫，威胁护工，把她的食物托盘扔在地板上，让很多志愿者掉眼泪。她甚至对自己家人的态度都很恶劣，恶劣到她的家人都很少来探望。她的女儿发誓再也不带外孙们来看她了，因为她只知道冲他们大喊大叫。

当我第一次去讨论她的病案时，有几个护士都警告我说：“小心点，她是个真正难缠的人。”

这种事我见得多了。尽管医务人员曾受教导不要给病人贴标签，但他们还是照贴不误。某个病人有一天心情不好，也许是因为那天他刚知道诊断结果不好，也许是因为他很痛苦。不管出于什么原因，他发现当他对护士发火时，他就被贴上了“愤怒”“容易激动”或者“混蛋”的标签。接班护士听到这事，就会尽量避开这个病人。一旦医生们知道这个病人是个“问题人物”，他们的查房就会简短而敷衍，这只会让受惊的病人更加心烦意乱。这个循环持续下去，病人就会感到被孤立、惊恐，会比以往更加生气。

有些病人不是生气，而是沉默不语，呈抑郁状。我们大多不喜欢这种抑郁，因为在我们看来，它意味着某人已经放弃了生活。医生和护士经常说“病人很抑郁”，好像这是一件不好的事。

对于那些身患绝症的人来说，对于那些处在极度痛苦之中、正在考虑向他所知道的和所爱的一切告别的人来说，抑郁是一种自然的反应。然而，就像我们害怕愤怒一样，我们也害怕抑郁。我们躲避它，我们想帮助他人迅速“振作起来”，最好让人们与他们的抑郁相处，接受它，给它时间，关注它，让它顺其自然。它既不能被“修正”，也不能被禁止。

临终阶段当然是抑郁的，躺在床上，面对绝症，我们失去了几乎一切：我们的身体健康和力量，还有我们照顾自己的能力。当护士们要检测我们的尿液，带我们去卫生间时，就是在挑战我们的尊严。我们失去了对未来的梦想。我们失去了许多机会，不能再看我们的孩子或孙子们在足球场上踢足球、从学校毕业、结婚、生子和逐渐老去。我们唯一剩下的就是我们的感觉和情绪。不管我们是焦虑、害怕、退缩、抑郁、敌视还是紧张，这些反应都是我们自己的。我们都需要表达它们。

对疼痛的恐惧

“你知道每一轮新的疼痛来袭时我想些什么吗？”贝弗莉问我，“每一次我都在想，为什么我会疼，是癌症恶化了吗？又长新的肿瘤了吗？化疗又失败了吗？药物失效了吗？他们给我的药对吗？我对药有耐受性了吗？当我按铃叫护士时，他们会来吗？他们会给我拿药来，还是告诉我，我得等两个小时才能服下一剂药？他们会相信我说的话，还是认为我是个爱抱怨的人呢？每一种疼痛带来的都不仅仅是身体上的难受。”

害怕疼痛是很自然的。我们担心医生们无法减轻我们的疼痛。我们害怕疼痛会控制不了，让我们难以忍受、备受折磨。我们害怕我们对付不了疼痛。我们害怕我们会像胆小鬼和可怜虫似的哭泣。

在我多年来治疗濒危病人的经历中，我还从没有见到任何时候都不害怕的人。疼痛使人紧张，住在医院里使人紧张，身患绝症使人紧张。这三者放在一起，必然的结果就是恐惧。恐惧使疼痛加剧。

疼痛与恐惧密不可分。轻微的恐惧，我们称之为焦虑，可以让我们保持紧张和专注。焦虑会加重疼痛的感觉，并且逐渐构建起总体的恐惧。如果你既疼痛又恐惧，医生和护士可能会减少你的用药，或者他们会尝试用镇静剂来缓解你的恐惧。不管你们多么需要止痛药，他们可能都不愿意给你更多的剂量，或者他们可能会低估你的疼痛，认为你的问题是情绪上的，而不是身体上的。

试着让你的医生来解决你的情绪问题。抗焦虑药物有作用，但它们只是一种工具，并不是最有必要的。最好是教育病人要开始减少恐惧，向病人解释疼痛为什么会发生，怎样处理它们，什么时候他们会提供什么样的疼痛控制方法。如果疼痛发生在午夜他们该做些什么，如果计划不奏效会发生什么，有什么其他选项可用。详细的解释可以减轻病人的焦虑，让病人放心，让病人觉得他们不会被留下来独自承受痛苦。

分散注意力也有助于缓解焦虑和恐惧。和朋友聊天，听广播，看电视，和朋友玩游戏，让别人给你讲最新的笑话，都可以让你的心情摆脱痛苦，哪怕只是一小会儿。作家诺曼·考辛斯把观看喜剧老电影当成他治疗严重疾病的一部分。他的目的是想要通过笑一笑来找回健康。我们不能确定分散注意力和娱乐是否会在心理上产生影响，使可能加剧疼痛的焦虑和恐惧的程度降低；或者对身体产生影响，促使体内释放内啡肽和其他可能阻止疼痛的物质。也可能同时在两个层面上都发挥作用。

深呼吸、祈祷、冥想、观想和类似的练习都是很有帮助的。我记得我处理一个疼得很厉害的病人时，我告诉他要“进入疼痛中呼吸”。他立马回我一句：“如果我进入一个球拍呼吸，然后用球拍打你的头怎样？”

“当你有了你的球拍，进入其中呼吸并击打我后，”我拿不准他是认真的还是开玩笑，接着说，“你怎样用球拍对付你的疼痛呢？”

他详细地描述了他怎样用球拍把疼痛击碎，把疼痛打到毫无知觉，然后把疼痛撕成碎片。这项练习实际上帮助他减轻了疼痛。在他感到无能为力的情况下，这给了他一种力量感。在疼痛中，力量感和控制感是很重要的因素。因为病人感觉他们会失去对自己健康、身体、思考能力的控制，也会失去他们照顾自己的能力和与他人交往的能力。他们担心自己会变得无能为力，失去控制。这就是教育、分散注意力、娱乐、祈祷、深呼吸、冥想和观想起到作用的原因之一：它们给我们一种控制住了痛苦的感觉。

使病人安心是至关重要的。我发现最好强调一切都在控制之中。当病人问起他们的疼痛时，我通常会说：“这是要给您用的药。这个药我们以前用过，效果不错。我们相信它会起作用。如果它控制不了您的疼痛或有副作用，我们还有很多其他的药物可为您提供。如果您的疼痛加剧，我们可以增加药的剂量。我们有很多方法来解决您的疼痛。我们可以应对一切情况。”

有时，你的所爱之人正处在身体和情绪上的痛苦之中，你无法给他开解、转移他的注意力或者安抚他。有时，你所能做的就是任由他紧捏你的手，这本身也是很好的止痛药。

愤怒和抑郁

受伤、害怕，感觉自己失去了对生命的控制而任由残酷的命运摆布，病人可能会转而对他们的家人、朋友、医生、护士尖叫、生气，说侮辱他们的话，赶走所有的人。当病人乱发脾气时，我们大都不去惹他们，退却，闪身离开，避免麻烦。他的家人会缩短探视时间。医生和护士也只做非做不可的事。对我们来说，对这种愤怒进行评判或者不予理会很简单，但要探索它就比较困难了。

我经常问愤怒的病人他们为什么生气。起初，他们会抱怨食物很糟糕或医务人员不关心他们，抱怨最后一针打得有多疼，或是电视信号太差。就说贝弗莉吧，那个暴怒的患了癌症的女人向我抱怨的内容也很类似。我怀着同情心听她讲，请她继续说下去，告诉我更多她的愤怒。“我很生气，因为我如此痛苦，而且每个人都讨厌我，”她大声说，“我很生气，因为我快要死了。我很生气，因为我很孤独！”

当有人怒不可遏、大发脾气时，我们能做的最好的事情就是倾听。这时正好可以向他们问询他们的痛苦和恐惧，也正好可以告诉他们我们希望做一切有利于他们的事情。我们不能治好他们的病，消除他们的痛苦，或者平息他们的恐惧，但我们可以倾听。被倾听有时能减轻痛苦，它几乎总能驱散愤怒。

请记住，愤怒通常来自痛苦，而对你的愤怒不是针对你的。你只是一个方便的靶子。如果你能理解这一点，你就可以通过分担来减轻他们的痛苦。但要做好准备：你的所爱之人可能会在你第一次接近他时把你推开。如果这事发生了，就让它发生吧，但无论如何，还是要和那个人在一起。你们可以分开，但仍要保持联系。休息一下，然后再回来。如果你不能来探望，就请打电话。如果你能和他在一起，如果你能理解他的愤怒并倾听他，你就是在帮助他。

愤怒是社会禁忌，然而研究一再表明，愤怒的病人活得更久。他们之所以这样做，是因为他们需要外化自己的感觉，还是因为他们要求更好地缓解疼痛和需要更多的关爱，我们不得而知。我们知道的是，愤怒可以激发行动。愤怒帮助我们控制周围的世界。如果愤怒不过度、不暴力或未被滥用，有时它是一种有益的回应，不应扼杀它。

许多抑郁的人生活越来越消极，他们对痛苦表示沉默，反应不明显。医生和护士对这种情况的反应通常是给病人减少止痛药，因为他们的病人抱怨得没有以前多了。医疗系统擅长处理那些爱抱怨的吵闹的病人，而不去顾及那些保持安静的病人。悲伤和哀痛是对疾病和痛苦的自然反应。解除抑郁的方法是完成悲伤，花时间去哀悼我们失去健康和自如的行动力，并为如今每日都得和疼痛斗争感到悲哀。

然而，当有人想要摆脱抑郁、自己却无法办到时，也许就需要服用抗抑郁药物了。这些药物可以帮助人们摆脱抑郁的深渊。抗抑郁药物能够提高疼痛阈值，对于控制疼痛的举措来说也是有效的辅助手段。

治疗抑郁症是一种平衡的行为：悲伤在适当的、自然的死亡阶段是必须被接受的，但不能让不加管理的、持续的抑郁影响到生活质量。抑郁症可以通过支持、心理治疗和抗抑郁药物相结合来达到最佳的治疗效果。你和你的医生可以找到最适合你的方法。

适当的感觉

当别人看到我们痛苦时，他们会感到心里不舒服，可能还有不安，因为他们不想看到我们受苦。我们表达疼痛的方式“不当”，就可能让他们心情烦乱。他们想让我们对疼痛的反应是淡然有礼、坚忍节制的，或者声音中带一些不舒服的暗示来证明疼痛是真实的。他们当然不希望我们尖叫、咒骂、尴尬或捣乱，但尖叫和叫喊是对疼痛的正常反应。疼痛得如同遭受酷刑却不叫不喊的病人，反倒让我更惊讶，但我们已经被训练成了不用声音去表达我们的“坏”感觉。

你的所爱之人、你的医生、你的护士们可能不喜欢你对痛苦的感觉或你表达疼痛的方式，但这是你的痛苦，你有权用你自己的方式表达你的痛苦和感情。当你身患绝症时，你可能会感到生气、沮丧、害怕、焦虑、愤怒或恐惧。无论你感觉如何，你的感觉都没错，你有资格这么做。

即使什么都感觉不到也是正常的。约瑟夫是我的一位同事，也是一名医生，当他得知他的叔叔同时患了肺癌、骨癌和胰腺癌后，就打电话给我。“我希望我有很大的情绪反应，”医生困惑地说，“但我没有什么感觉。我所能做的就是和我的亲戚们理智地谈他的情况。我的叔叔对我来说很重要，我不明白为什么我感觉这么平淡。”

我们的情感是在我们受到它们的冲击时才能感到的，而非我们认为应该有时就出现的。约瑟夫是个很有爱心和同情心的人。也许他还在震惊中，也许当他去医院看望他的叔叔时，他会有另一种反应。也许他单单只是对“坏”感觉非常不舒服而不让自己去体验。我提醒约瑟夫他的爱和同情心，告诉他当他准备好的时候，他就会哭的，而当他最终哭出来的时候，就是最适当的时候。

麻木、拒绝和退缩都是那一刻的正常反应。它们会在适当的时候让位给其他的情绪。与其在我们所有的感受中挑出“对”的感受来，不如就让它们按它们自己的时间冲刷我们。当我和伊丽莎白·库伯勒·罗斯讨论约瑟夫的案例时，她的话简明扼要而又意义深远：“感受就是感受。用不着评判，顺其自然就是。”

伊丽莎白和我分享了她去年有多么痛苦。她已经准备好死去，但她并没有死，也没有好转。站在朋友的立场上，我让她保有自己的感受，倾听她，陪伴她。我给她带阅读资料、她喜欢吃的食物，还有一种充满希望的陪伴。她自己经常说，如果她仍然在这里，那就是为了某个目的存在的。

人的感觉有时是压倒性的。如果你所爱之人濒临死亡，你觉得你撑不下去了，那就让自己休息一下或寻求帮助。你会发现你可以得到的帮助多得惊人。对于那些身患绝症的人，对于那些癌症患者、他们的家人、朋友以及其他重要群体的人来说，他们都有支持团体。许多这样的团体都列在你本地的电话簿里。你可以和医院的牧师、神父、拉比（犹太教神职人员）或社会工作者交谈，他们都是很好的倾诉对象。你的医生或治疗师也可以帮助你克服情绪压力。

人们在他们智穷才尽的时候通常会说："我想过要服用赞安诺或其他药物来帮助我镇静下来，但我还是决定不用的好。"他们说他们不想用药，那些药他们以往"在学校用过"，或者他们认为"麻醉药不是闹着玩儿的"。药物当然会有滥用的情况，但药物的使用都有合适的时间，而许多药物正是为了应对死亡而生产的。除非你有药物成瘾史，否则可以在极度悲伤或焦虑的情况下寻求适当的药物帮助。

如果你因震惊而反应麻木，这没关系。如果你生气、愤怒、悲伤、疯狂或者需要帮助，这都没有关系。你所有的感觉都是适当的。

失去引起的痛苦

情感上的痛苦和肉体上的痛苦一样难受。没有什么比让我们与深爱的人永久地、似乎毫无意义地分离更让人心碎的了。到目前为止，这种悲伤无药可治。

失去所引起的痛苦可以是尖锐的，让我们失去控制，遍体鳞伤。它会让我们麻木，让我们的感官变得迟钝，快乐不再。它会使我们麻痹，剥夺我们继续生活的意志。无论是何种形式，这种伤痛都很剧烈。如果我们即将离世，就必须找到一种方式来向我们所知道的、所爱的和珍惜的一切告别。如果我们正在见证生命的终结，就必须找到一种方法来熬过失去所爱之人的痛苦。

身体上的疼痛很容易看到。如果一个女人手臂流血，走进房间，我们都会停下来，给予她需要的关注。但是情感上的痛苦是很难看到的，如果它是“陈年旧事”就更难理解了。当有人说他一位亲爱的朋友几年前在车祸中丧生时，我们并不会真的驻足和留意。但是，如果我们能回到那个可怕的时刻，看看那位朋友发生了什么，我们就会有一个新的、更深层次的理解。

在做临终前的心理咨询时，我总能意识到痛苦是多么强烈，它是多么呼之欲出。通常，我能做的只是对某人说“我看到您很痛苦”，然后他们就会发泄出来。还有人只会简单地说几句，然后就转移话题了。如果我强烈地感觉到有事情被回避或闭口不提，我就会把话题再转回到那种痛苦中去。不过，我稍后通常会马上转到一个新话题上。这种痛苦可能很巨大，让人无法忍受，所以一次只能触碰一点点。

走出痛苦的唯一途径就是穿越痛苦。抵制或拒绝面对痛苦只会推迟不可避免的事情，加重悲伤。我们可能不想面对痛苦或感受它，但它不会消失。我们可以推迟，但只能以让问题延迟解决为代价。因此当事情发生的时候，最好是亲身经历它，对发生的每件事都开诚布公，诚实地回应。和别人谈谈你的痛苦，无论是身体上的还是情感上的。握住某人的手，哭出来。这可能会吓到你。这感受就像是，只要你的手指一动，可怕的痛苦就像是决了堤的洪水，瞬间涌遍你的全身。也许你会有这样的感觉，但是你会活下来，是的，你会继续前进。无论发生什么，都不要逃避痛苦。我们比自己想象的要更强大，我们所被给予的都是我们所能承受的。

贝瑞·帕金斯告诉我，她失去了丈夫安东尼·帕金斯："知道他会错过我们的孩子未来生活中那么多美好的事物，这令我很痛苦。对我来说，这是一件大事：每当孩子们有好事发生的时候，我都有这样的感觉，这里发生了什么？他去哪里了呀？他为什么不在这里和我们共度，去欣赏这一切，为他们高兴呢？

"他走了，我现在很难受。我相信上帝，相信安东尼会在一个更好的地方。我相信他被照顾得很好。我不知道死后会发生什么，但这没关系，上帝自有他的计划。

"我必须努力去克服我的愤怒，去应对宽恕，应对丧夫的巨大痛苦。我希望我的话能帮到别人。我们都以不同的方式处理悲伤，我们应该设法消除痛苦。如果你不这样做，痛苦迟早还是会找上你的。"

如果你推迟面对你的痛苦，如果你否认它，请善待自己。

如果你现在没有任何感觉，如果你不能让自己放下，那就顺其自然吧。你并不是个例。你的痛苦会在之后找到你，到时你再处理它。失去父母的孩子们往往会将痛苦推迟多年。我们无法消除死亡带来的痛苦，但如果我们能充分体验死亡，我们就能让许多人避免在痛苦发生时不去处理而感受到伤害。

超越痛苦

我花了一个下午的时间与贝弗莉交谈，她被贴上了“问题人物”的标签。我们谈到了正在摧毁她骨骼的癌症，谈到了她对痛苦的恐惧，谈到了死亡。我们讨论了她可能使用的各种止痛药、针剂、静脉注射、生物反馈疗法、针灸以及其他她想谈论的一切。她告诉我，她是在密西西比河岸长大的，她是家里和镇上第一个上大学的女性。她嫁给了汉克这个“他们镇上最英俊的男人”，他们共同生活了 20 年，成家、安居、立业。当他死后，她把他“带回到水边”，葬在离密西西比河最近的地方。

我们谈到最后时，她已经把对死亡和对过早失去丈夫的愤恨表达出来了。她十分想念汉克，想要再见到他。我告诉她，我希望她不管怎样，以何种方式，都能和他再相会。我们谈到在她的愤恨之下的恐惧：她害怕她的疼痛得不到治疗。然后我们谈到了濒临死亡的悲伤。随着我们的交谈，她的愤恨平息了，取而代之的是对被遗忘的美好生活的回忆，她意识到许多人都在关心她。她不仅明白了自己的愤恨有其合理性，也了解了她对愤怒的令人遗憾的表达驱离了她最需要的人。

我告诉医院的工作人员所发生的事。他们把贝弗莉看成一个“痛苦”，而不是一个处在痛苦中的女人。我使他们相信，她的愤怒并非针对他们，如果他们把她当作一个痛苦中的女人，她将不再是一个“痛苦”。

随着贝弗莉的愤怒和恐惧消散，她的孤独感也消失了。当她的家人再次打来电话的时候，她真心诚意地表明，她很高兴听到他们的声音，并邀请他们来访。她和我说，那天下午他们就要来看她，还说她很期待他们的到来。第二天，我顺便去看她，了解前一天的探视情况。贝弗莉很兴奋。“我看见他了。”她笑道，“我看到汉克了。我孙女的笑容和他一模一样。当她笑的时候，我在她的笑容里看到了他。”

灵性

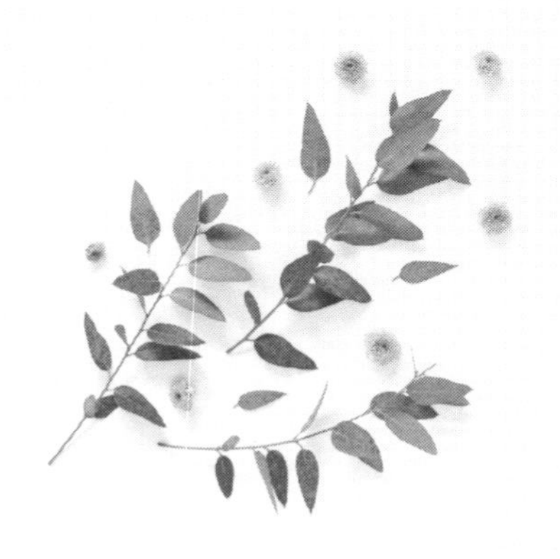

需要寻求灵性。

需要用自己的方式表达对死亡的感受和情绪。

对灵性的探索是寻求一处和平与安宁之所。许多人在他们生命的最后一章才开始寻找这个地方。他们可能通过宗教，或者他们自己，或者两者兼而有之。无论人们选择哪种方式，都应该得到尊重和支持，即使你认为它是“不正确的”。这最后的探索是灵魂必行的仪式。它也是临终者的需要，应当得到尊重。

罗纳德和雪莉已经结婚 45 年了。现在他们都已经 60 多岁了，他们大部分时间都是在一起度过的。罗纳德退休后不久，我去拜访过他们一次，他们谈到要花更多的时间去教堂，去旅行，在后院种一个菜园，要开始健身。但这个快乐的退休计划几乎马上就出现了问题。罗纳德只要稍加运动或略微活动就累得喘不上气来，疲惫不堪。于是，他 20 年来第一次去医生那里做了一次体检。

不幸的是，体检结果很糟糕：罗纳德患有冠状动脉疾病，在接下来的几周内必须接受三次心脏搭桥手术。雪莉告诉我，她被手术的预期吓坏了，害怕她心爱的丈夫可能会死去。但尽管如此，在这个坏消息里，还包含了一件“小礼物”。“这让我比以往任何时候都意识到，我们的时间是有限的。”手术期间，我们坐在候诊室里，她解释道，“这让我们回顾生活，谈论一些我们以前从未谈论过的事情，原谅我们对彼此做过的事情，我们已经能够原谅我们自己，接受生活本来的样子，并对所发生的一切心存感激。罗纳德说，他意识到他的生命随时都可能结束，他想摆脱他所背负的一切怨恨。他想要原谅别人。”

“我不知道罗纳德有宗教信仰。”我说。

“他想把他的房子收拾整齐。他想享受生活，内心平静。”她回答我道。

幸运的是，罗纳德的搭桥手术很顺利。他很快就站了起来且下床走动了，比以前更有精神。这对夫妇买了一条狗，走很长时间散步，种植他们的花园，通过他们的教堂做志愿者。他们游历了约塞米蒂公园、黄石公园和其他公园，享受大自然和生活。他们通过他们的宗教继续寻求灵性。“不是以一种愚蠢的方式，”雪莉说，“而是在某种意义上，我们想要摆脱我们的愤怒和怨恨。”

好几年过去了，生活很优待罗纳德和雪莉。有一天晚上，我打电话给他们，计划在即将到来的周末与他们聚会。罗纳德说他们正在吃晚饭，一会儿就回电话。15 或 20 分钟后，他从桌边站起来，问雪莉是否还要什么东西。她笑着说：“不用了，谢谢，我吃好了。”他走进厨房，放下盘子，突然心脏病就发作了，当场去世。

雪莉一两分钟后走进厨房。“我一打开门，看见他躺在地板上，我就知道他已经过世了。我拨打了 911，然后我躺在地板上依偎着他。我感到他的灵魂进入了我的心里，感到他的安然。我躺在那里，泪水从眼眶里涌出。我对他诉说，当我们第一次见面时我是多么激动。我抚摸着他的脸，对他说遇到他我有多么感恩。即使是现在，当我想起罗纳德在厨房里过世时的情景，我知道他已经完成了对自己生活的审视，并在很大程度上找到了安宁，这令我十分欣慰。他就是在那里平静地过世的。”

另一些人则选择了不那么传统的道路来寻求抚慰。沃尔特和玛丽恩已经结婚 37 年了。他是个小说家，她是个会计。他们一起住在加州圣克鲁斯郊外的一个小社区，养大了三个男孩。他们在同一所房子里住了 30 年。玛丽恩在圣何塞的一家会计师事务所工作了 15 年，沃尔特则在家写小说。

有一天，沃尔特咳嗽时发现咳出了血，于是去看了医生。医生很快就做出了诊断：他的肺里有一个肿瘤。一周后进行了手术，一切进展顺利，医生感觉所有的癌细胞组织都被切除了。然而，沃尔特知道还是会有可能复发的。

生平第一次，沃尔特不知所措了。他甚至无所适从：他已经吃了很健康的饮食，每天晚上都沿着海滩慢跑，但他不想这样束手无策地等待癌症复发。

他有一个朋友，是他出版过的几本书的编辑，这位编辑建议他找一位女性精神咨询师谈谈。这让沃尔特大吃一惊：“一位精神咨询师？她是做什么的？她是心理学家？社会工作者？还是牧师？她研究水晶球吗？我必须烧香，和神灵说话吗？”

编辑朋友解释道：“不是这样的。她没有学位。她与宗教无关，她只是从精神的角度提出建议。”

出于好奇，沃尔特和这位精神咨询师约了个时间。他们讨论了他的情况，他对她讲述了他的生活。这位精神咨询师问了些他从未想过的问题：“您知道您为什么在这里吗？不管还有多久，您知道您在剩下的时间里想做什么吗？您想在身后留下什么？”她解释说，“您的一生都在看自己的外在世界。现在是时候向内看了。”

所有这些引起了沃尔特的共鸣。他请她列出一份他要读的书和要考虑的问题。他请她教他如何冥想。

几个星期过去了，沃尔特越来越投入到他的日常冥想和精神阅读中。他把以前每天早晨花在阅读最新的报纸和杂志上的两个小时，以及每天晚上看新闻的一个小时都花在冥想和阅读精神书籍上了。

然而，玛丽恩却变得越来越沮丧。最后她说：“沃尔特，这不是你。你既不看报纸，也不看新闻。你正在改变你的生活，就像在退出你原先的生活方式。你该担心的已经够多了，还要加上这些精神上的东西，还要考虑那些妖魔鬼怪吗？你得的病很重，我们没有时间做这些疯狂的事。”

“为什么不跟我一起试试？”沃尔特问。

玛丽恩很不以为然：“我只相信我看得见摸得着的。”

尽管他的妻子强烈反对，沃尔特还是继续探索灵性。时间长了，这成为他的一种生活方式。从表面上看，他的生活几乎没有改变。在内心，他不再在意财务和身份地位，这些曾在他大部分的生活中占据了他的头脑。总的来说，他感到更平静、更接纳。当他和玛丽恩分享这些时，她说：“很好。现在你找到方向了。你可以停止与那个顾问联系了，停止去看那些书，停止冥想，停下所有这些奇怪的东西。我要你回到原来的样子。我担心我们的朋友和家人的看法。”

“这就是我现在的生活，”他回答，“它帮助我应对正在发生的事情。我不想让它成为一种威胁。它和我们的宗教信仰并不矛盾。我不想把你排除在外，我希望你在任何你喜欢的部分加入我。我并不在意朋友们的想法，我现在处在和他们不同的领域，重要的是我感觉如何。我希望这能让我们更亲密，而非疏远。”

随着时间的流逝，沃尔特与玛丽恩和儿子们就他不断增长的灵性进行了越来越多的讨论。他的儿子们也立刻就理解了他们的父亲正在做的事。后来，玛丽恩开始意识到这对她的丈夫很有帮助。一年后，她告诉我：“我现在很高兴他有了灵性生活。刚开始我以为这是他一时的兴趣，不碍事。但他一直在坚持，这让我有些不安，因为癌症已经把我们的生活搅乱了，我不想再有任何改变。可是沃尔特比原先更快乐、更平和了，对于我来说这很重要。”

像沃尔特一样，许多身患绝症的人在准备从身体和精神俱在的地方转移到只有精神存在的领域时，往往会检视他们的生命。他们会把对困扰他们一生的金钱、地位、美貌和财产的关注放在一边。也许更正确的说法是，当他们努力要去抓住爱、宽恕和平和时，那些就不再重要了。

我们一生大部分时间都在向外看，直到时间、疾病和年纪迫使我们向内看。我们开始审视我们的本性、我们的灵魂和我们的精神。当生命接近尾声时，我们才寻求灵性，回顾生命，探索接下来会发生什么，这并不是一个新的概念。人类可能从他们开始意识到死亡是不可避免的事之后就开始这样做了。当我们感觉生命接近尾声时，最原始的问题便出现了：我该何去何从？我完成了所有我该做的事吗？尽管我疾病缠身，但我依然完整无缺吗？我会以某种形式继续下去吗？我怎样才能找到现在唯一真正重要的事——安宁呢？我到底是谁？我不仅是一个肉体吗？我有可以永生的灵魂吗？

我相信如此。韦恩·戴尔博士在他的《神圣的自我》（*Your Sacred Self*）一书中说："我们不是拥有灵性体验的人类，我们是拥有人类体验的精神存续。"灵魂是你的一部分，它将永远存在，是独一无二的。在你的身体停止运转后，它仍将继续存在。当你看到某个人刚刚死去时，你会立刻意识到某种供给我们生命能量的东西已经离开了这个身体。那种能量、那种生命力就是精神，或者说是灵魂。对一些人来说，精神是我们的本质；对另一些人来说，精神是上帝。随着他们的生命走到终结，人们对永恒精神的探索就开始了。

出生不是开始，它只是一个延续。死亡不是结束，它也只是一个延续。你的身体有来有去，它只是你在这一生中穿的衣服，但精神是坚不可摧的，因为它是能量。正如爱因斯坦所指出的，能量既不能被创造，也不能被毁灭：它过去存在，现在存在，永远存在。

“灵性”这个词对不同的人有不同的含义。对某些人来说，这是对更高力量或更深层自我的认知。对许多人来说，这意味着与上帝接触。对另一些人来说，灵性只是简单的爱的行为。它不是我们所爱的具体物质，如鲜花或冰激凌，而是爱的行动、爱的感觉。灵性是指试图以一种充满爱与和平的方式对生活中的日常挑战做出回应。坐在山顶追求灵性很容易，那里没有人可以侮辱你，偷你的钱，或让你堵在路上。但在这样一个世界里，有人会死去，罪犯逍遥法外，同事让你烦恼，目标似乎遥不可及，寻找平静就是另一回事了。

精神和解的五个阶段

我们的信仰体系塑造了我们的生活。我们相信：如果我们受过教育，我们就会找到一份好工作；如果我们攒钱，就不会挨饿；如果我们饮食得当，经常锻炼，身体就会健康。我们相信药物会起作用，医疗技术会让疾病远离我们，医生会拯救我们。不可避免的是，当我们意识到，无论我们多么聪明、富有、健康，无论我们的医生有多么优秀，我们都不会永存于世时，我们的信念就会消失。随着临终之日的临近，我们意识到家庭、朋友、金钱、财产、地位、技术和社会本身都是身外之物，是带不走的。到了这一刻，人们自然而然地就愿意相信，这世界是有其节奏和因果的，每件事都在朝着最好的方向发展，我们的生命都有意义。到了我们必须放下我们所知道的一切时，信仰会使我们摆脱对“所有一切都是随机和无意义”的恐惧。

我们在爱和安宁中找到我们的慰藉和信仰，这就是灵性。它赋予生命意义和秩序，尤其是在生命即将离世时。这些是哲学和科技所不能给予我们的宝贵礼物。当所有一切皆离我们而去时，唯有灵性和信仰永存。

伊丽莎白·库布勒·罗斯描述了我们面对死亡时所经历的五个步骤：否认、愤怒、讨价还价、沮丧和接受。灵性方面也有类似的途径。人们一旦真正渴望探索自己的精神自我，就会经历精神和解的五个阶段：表达、负责、宽恕、接受和感激。

表达

由于被愤怒所蒙蔽，许多人很难接受他们肉体的自我消亡。作为人类，我们都会做出判断，都会憎恨他人，都会责怪他人，都会变得暴怒，都会把这些以各种细微的方式表现出来。有时我们这样做是有道理的，但多数情况下并非如此。就情感疗愈而言，这是没问题的，要想得到疗愈，我们就得打破禁忌，表达我们的情感。我们受到的教育是，不要因为觉得妈妈更偏爱妹妹就说嫉妒妹妹，也不敢因父亲对待自己的方式而说出憎恨他。

我们害怕，如果我们表达我们“丑陋”的情感，我们会受到惩罚，但事实恰恰相反。我们释放自己的愤怒就是让我们为心平气和做准备，这是给我们的奖励。你不必告诉你的父亲或妹妹你讨厌他们。你可以对一个值得信赖的朋友倾诉，你可以对着空气悄悄说，或者对着你的枕头尖叫。一旦你这样做了，你的气就开始消了，控制了你的怨恨也会消失。你也可以告诉上帝你为什么心烦。对上帝生气对许多人来说也是个问题。我和有着不同信仰的人一起工作过，我发现他们若要对上帝发火经常是要得到允许的。上帝怎么能让妈妈这么痛苦，这么早就去世？他怎么能让爸爸一生的积蓄都被骗走呢？他怎么能让我遭受这么多痛苦，然后死去，留下一个寡妇和三个年幼的孩子？他怎么能如此冷酷无情呢？我们中的许多人都觉得承认生上帝的气是绝对的禁忌，但除非我们承认自己的情感，否则是无法得到疗愈的。我让人们口头表达他们的愤怒，甚至让他们用棒球棒敲打床来表达他们的愤怒。上帝明白为了爱，你需要表达和释放你的情感。

我们对疾病的负面情绪也可能会阻碍我们。玛丽安娜·威廉姆森在她的《爱的奇迹课程》(*A Return to Love*)一书中描述了一种应对疾病的技巧，那就是给你的疾病写一封信。有许多和我共事的人都说这是一个强大的技巧。这样的练习可以帮助我们承认并面对我们隐藏的情感，也帮助我们接触到更深层次的精神自我。我所关怀过的人都给“亲爱的癌症”“亲爱的白血病”和“亲爱的艾滋病”写过信。在这些信中，他们谈到了他们对自己的疾病的愤怒，他们分享了他们对所发生的事情的感受。有些人要求他们的疾病离开，另一些人则要求与他们的疾病和谐相处。

负责

人们常说，患了绝症后，反而提高了他们的生活质量。特别是它帮助他们对自己的行为、思想和生活承担责任。他们知道自己不应该抱怨自己的疾病，而濒临死亡并不意味着他们的失败。他们也明白自己在生活中所发生的一切事情里扮演了一个角色。

哈维突然患上了胰腺癌，生命只剩下很短的时间，这让他对责任感有了新的理解。

“我过去总是把我自己的问题归咎于其他人，”他说，“我会说，我的前妻毁了我们的婚姻；我那糟糕的生意伙伴，只为自己着想；我的朋友背叛了我。但现在，我回想起发生在我身上的所有坏事，我发现它们都有一个共同点：那就是我！我参与了这所有的一切。诚然，我的前妻没有努力经营我们的婚姻；我的生意伙伴是个自私的骗子；我的朋友们并不总是和我的看法相同，但选择他们的人是我。你知道吗？这就不仅仅是他们的错了。我在婚姻中犯了错；我不是最好的生意伙伴或朋友；我必须为我的生活承担责任。我不想活得像个受害者，也不想到死依然如此。”

哈维学到的是他不应为他人的过失负责，但对发生在他自己身上的一切，他要负起责任来。

宽恕

最终，我们的疾病会停止扩散，我们的心脏不再跳动，我们的心智也会停止思考。这样我们的斗争、怨恨和判断都会结束。不管我们喜欢与否，我们的争吵都将结束，因为我们将不再存留于世。临终的人凭直觉理解到这一点，因此，他们会经常触及宽恕。宽恕并不意味着接受不好的行为。我们宽恕时，我们便从仇恨和伤害的束缚中解脱出来。我原谅你 15 年前对我的欺骗行为，并不代表我认可你对我的伤害。然而，我想说的是，我知道你犯了个错误，我也犯了错，我们每个人都会犯错。我不会再让曾经的那个错误定义你或你和我的整个关系。

拒不饶恕是一种无法愈合的创伤。我们原谅自己和他人是因为我们想要死后不留遗憾。我经常被宽恕所扮演的重要角色所打动。我见过两个 30 年没有说过话的姐妹，因她们其中的一个将不久于人世，她们最终原谅了彼此，化解了 30 年前的恩怨，和好如初。我见过一对父母因为儿子和异教徒结婚而和他断绝关系，直到父亲病重，大家意识到在一起的时日不多了，唯有宽恕才能带来和解，于是多年后又阖家团圆。

我们害怕原谅伤害过我们的人等于原谅他们的过错。但是，当我们意识到对怨恨的执着只会陷自己于不幸时，我们就会为了我们自己而宽恕。当人们不愿意去宽恕时，我就告诉他们，也许惩罚与否不是由他们自身而定，但死亡却是每个人自己的事。你想抱着仇恨去死吗？我们的所爱之人将会记住我们临终前的所作所为。很少有人会在离世前选择仇恨和复仇。我们更想留给世人的是善良和快乐。

宽恕自己和宽恕他人一样，都是心灵成长的一部分。大多数人在临终时对自己都很苛刻，记得他们所犯过的大大小小所有的过错，想知道他们是否能够被原谅。我告诉他们，如果他们觉得无法原谅自己，那么他们应该求得上天或更高力量的帮助。我们能够在不宽恕中死去，这是一个选择，有些人确实选了这种方式。但还是有许多人选择了通过宽恕来求得内心的平静。

接受

我至今仍清楚地记得，那位壮实的42岁银行家抓住他躺在医院病床上垂死的父亲的肩膀，对着父亲大喊："爸爸！战斗！战斗啊！你一辈子都在抗争，你能击倒它的！"我还记得有那么多家属在伤心地哭诉："他怎么会这么年轻就死了？""她人这么好，就这样死去太不公平了。"

我们生活在一个崇尚修复的社会里，我们有诸多修复的科技，许多破碎的东西动动手指就能修复完整。我们忘记了，我们是被刻意设计的，总有一天会"终结"。当结束发生时，就没什么可修的了。乐观主义和战斗精神是好事，但到了某个结点，乐观就变成了否认现实。当适合抗争时，病人愿意抗争很重要。但我们都要面对生命中要停止战斗的那一刻，停止把死亡当成敌人。这不是放弃，而是接受正在发生的事情，策马前往要去的方向。一旦最后的死亡程序开启，它就无法停止，就像无法阻止一个正在分娩的女人生孩子一样。

我们不用必须喜欢我们所接受的。我们认为我们接受某种东西就是要让它变得美好或令人向往。然而，我认为，我们可以拥有我们的感觉，同时接受当下发生的事情。我相信人们在临终时可以诚实地说“我不想死”，但接受他们即将死去的事实。

接受生命是完整的，也许是通往灵性最困难的一步。我们发现当死亡“过早”来临时，接受死亡尤其困难。人们会说“他那么年轻”“她永远也享受不了退休生活了”，或者“有那么多事情他再也没办法做了”，就好像那些生命并不完整。以我们的角度来看，常常如此。我们难以接受一个 5 岁的死于白血病的孩子或一个 30 岁的死于乳腺癌的患者已经拥有了完整的生命。只有当死者八九十岁时，我们才让自己平静地感觉到他们拥有了一个完整的人生。

每个生命都是完整的。完整的生命只有两个必要条件，那就是生和死。人们可能会说，没有家庭，没有事业，没有活到一定年龄，生命都是不完整的，但无论我们喜欢与否，界定生命的是从生到死的这个过程。一个 18 岁的囊性纤维症患者与一个 17 岁的患同样疾病的患者结婚。一年后，她就去世了。在她去世前，她感到她拥有了完整的生命。一个患有癌症的 12 岁男孩说他从来没做过老年的计划，也就不会去想它了。另一位患有囊性纤维症的 34 岁男子说：“很多患有这种疾病的人在他们 20 多岁的时候就死了。我接受我已经活了很多年这个事实。”也许有些事情我们希望有更多的时间、更多的机会、更多的经历，但是这些缺憾并非意味着生命不完整。

感激

表达了自己的感情，对发生的一切负起责任，原谅了自己和他人，并接受了现在正在发生的一切，一个在灵性旅途中行进的人就会对自己生命中的一切经历，不论好坏，都深怀感激。

对经历的逆境说感激吗？不错。很多女人由于丈夫对婚姻不忠而遭抛弃，但她们依然对他们曾共度的美好时光，为他们共同生下的孩子心存感激。一位女士在事业早期曾被骗走了一万美元，但她对此心生感激：“我只花了一万美元就早早地学到了教训，而我的大多数朋友直到很晚才学到，她们受到的打击就更大了。”42 岁的马克 15 岁时在一次事故中失去了视力，如今他身患淋巴瘤即将离世。他告诉我他记得颜色。他最喜欢的颜色是蓝色。“有些人天生就看不见，他们从来没见过蓝色。我很知足，我现在还记得蓝色。”埃里克的妈妈知道她即将失去她 32 岁的儿子，她儿子的身体因艾滋病干枯损毁。她向上帝祈祷，感谢上帝赐给了她一个如此美丽的男孩和 32 年的共同生活。

灵性礼物

当患有癌症或其他可怕疾病的人说他们得到了一份礼物时，

健康的人通常会感到惊讶。疾病不是礼物，但它们会带来意想不到的好处。我们所有的经历都会让我们的心更加开阔，或者更加狭隘。当我们面对绝症时，我们会回顾自己的生活，把消极的想法扫到一边，让位于爱、宽恕、感激与安宁。

灵性是一份礼物，是一份没有人愿意退回的礼物。多年来，各种年纪和拥有各种背景的人，面对危及生命的疾病，都与我分享了这些礼物：

- “现在我的生命受到了威胁，我意识到生命本身就是一份礼物，不是欠我的东西，而是一份真正的礼物。”
- “我不再那么害怕生活，因为我已经在死亡中找到了平静。现在的生活就是一种冒险，要尽情体验它，直到我死的那一刻。”
- “我意识到生活就是活着，无须如此当真。”
- “我找到了一个全新的、更为可靠的自我认同。这取决于我是谁，而不是我做了什么。我是一个有灵性的人，而不是一个仅为做事而活着的人。”
- “我不以成败定义自己。生命中一切美好的和可怕的时刻都只是那些时刻而已。它们不是我，它们都不能定义我。”
- “我就活在当下。我不再依赖未来，也不再逃避未来。”
- “我已经摆脱了我的负面情绪，在当下寻找爱和幸福。”
- “我意识到我真的是个独一无二的人。没有人能和我用同样的方式看待或者经历这个世界。在 100 万年内将不会出现另一个我。”

- “现在我知道真正重要的是什么了，我在我的人际关系中找到了更多的爱。我们谈论对我们来说真实而又重要的事。我们更多地分享自己。我和我所爱的人更加亲密无间了。”
- “我找到了生活的目标。我想好用余下的时间做什么了。我要做那些让我的生命更有意义的事，让我的心灵歌唱的事。我要画画、写作、做义工、演戏、做父母。”
- “我不再是生活的受害者。”
- “我原谅了自己，也宽恕了他人。我对自己感觉好多了，有了更多充满爱意的人际关系。”
- “我找到了安宁。”

许多人在身患绝症时，都收到过这样的礼物。那些病情有所缓解的人告诉我，他们意识到这些礼物不仅仅是给临终者的，同样也是给活着的人的。伟大的剧作家萧伯纳在其作品中展现出，活着的人可以在精神上获得荣耀。他写道：

生命中真正的乐趣是：设立宏大的人生目标，这出自一种自然之力，而非狂热、自私，因一点疾病而牢骚满腹，抱怨整个世界都不让自己开心。我的生命属于整个社会，在我有生之年，尽我力所能及之事，为整个社会工作，这就是我的殊荣。

我愿殚精竭虑，死而后已。我越努力工作，越活得充实。

我喜欢生命本身。人生对我来说不是一支燃烧短促的蜡烛，而是一支耀眼的火炬，我此刻正握在手中，我要让它燃到炽热璀璨，继而薪火相传。

1973 年，当我母亲在新奥尔良的一家医院里昏迷时，我的表姐西尔维亚从波士顿飞过来，她是一名护士。当时西尔维亚、我的父亲和我都坐在医院大厅里，等着和我母亲会面，我们每两个小时被允许探望她 10 分钟。西尔维亚和我们一起待了几天，尽可能多的陪伴我母亲。

好多年后，我问西尔维娅：“你那时是个护士，你知道我妈妈快死了吗？”

她回答：“当然了，再明显不过了。”

“但为什么你当时不告诉我们呢？”

“你们当时没人问我呀。我也试图谈起这个话题，但我明确地感到你们当时并没有准备好面对它。从我的立场而言，我认为我不应该将此话题强加给你们。”

当然，她说得对。我们不应该在他人没有准备好的情况下告诉他们，他们的所爱之人即将死去，或者坚持要谈论死亡。你们只能根据他人的灵性水平和理解力，告诉他人已经准备好接受的信息。

我们每个人都以自己的方式和自己的步调寻找灵性。接受事物的本来面目也就意味着要接受他人在发现灵性道路上的步调。你可能会发现他们的步调太快或太慢，但重要的是你不要干涉这个过程。西尔维亚表姐知道我和父亲正在尽最大的努力去应对，她明智地决定不去干涉我们。她明白，当我们准备好去了解母亲的实际情况时，我们就会问的。俗话说得好，当你准备好要去知道一些事时，自然会有人出现来告诉你你所需要知道的事。

临终者可能需要用他自己的方式，在他自己的时间里寻求灵性。

灵性的界限

记得我在第二章中讲到的罗伯特吗？他最近给我打电话说：“他们又找到了另一个肿块。我必须马上开始化疗，可能还得接受手术。我以为我已经痊愈了。上次我有什么精神课程没有学？”

有些人相信，如果他们变得有了足够的灵性，他们就能治愈他们的疾病。然而，那是魔法，不是灵性！灵性无法治疗疾病。灵性是我们与自我、他人、生命的重新连接，甚至在面对死亡时。是我们对安宁的追求。就课程而言，也许罗伯特要学的就是接受事物的本来面目，也许他原本并未做错什么，也许事情的发展正如它们所被期望的那样。

找到内在的安宁，原谅自己，宽恕他人，更加平静，对身体确有好处，但是灵性本身并不是一种治愈疗法，生病也并不意味着你做错了什么。真正的灵性不是责备或发现错误，而是深入你自己最纯净的部分，那部分和爱相连，那部分与上帝相连（如果你相信它是如此），那部分超越了身体、健康或疾病。灵性关乎的是心智和精神，而不是身体。

有灵性地过世

灵性对临终者来说有种特殊的魅力，使得许多人可以安然过渡。但是，平静安详地面对死亡并非易事。下面这封信是一个名叫比尔的人写的一封公开信，这封信表明这条路有多么艰辛，但回报是多么丰厚。

亲爱的朋友们：

六七个月前，我躺在医院的病床上，确信自己就要死了。艾滋病、癌症和肺炎似乎都在向我索命。那时候我万分害怕自己会死，会下地狱，反正是活不下去了。但是，我的死期还没到。从那时起，时间成为一份珍贵的礼物，伟大的疗愈开始发生。经过几个月的治疗，接着又进行了几个月的整体疗法和几个月的灵性疗愈，我自由了。

我的伴侣给予我的巨大支持、一位精神导师、一位冥想伙伴、一些冥想静修、来自好朋友的支持以及我内心的许多运作让我处于平静之中。

有好几个月，我对疗愈的观念就是治好我的身体。我尽了最大的努力，我为结果感到骄傲。我甚至得到了几个月相对的健康和能量。那时，我经常表达自己的信心，我确信自身有疗愈力，可以让自己恢复健康。我现在仍然相信这种疗愈力是存在的。但当我的身体健康到达一个临界点时，对健康的乐观主义就开始变成自我否定，我意识到我需要接受即将到来的死亡和肉体消亡。我同时意识到，自我同情意味着在我内心，即使是死亡，也并非是懦弱和失败的象征。这看起来倒更像是自我接纳的最终行动。我为此感激上帝。

这一切都来之不易。我流过许多眼泪，我愤怒过，也迷茫过。但是我学到了，走出痛苦的唯一途径就是经历痛苦。这是需要学习的艰难一课……

在过去的六个月里，我开创了自己的制作公司，制作我自己的摄影年历。我在社区里工作，以提高我对疾病的觉知。我比以往任何时候都更加亲近我的家人、我的伙伴和我的朋友们。我对发生的这些事情感到非常自豪和感激。最重要的是，我已经完全接纳了自己本来的样子，这是最伟大的礼物。

所以，我已经获得了疗愈。很快，我的身体就会像茧壳一样脱落，我的灵魂会像蝴蝶一样飞翔，完美而漂亮。我不知道我到底要去哪里，但我的心告诉我，那里充满了爱和光明。

一颗开放的心就是一份无限伟大的祝福，它远胜死亡的悲情。让我们从这个知识中获得安慰吧。

比尔写完这封信后没几天就去世了。他直面恐惧，找到了安宁，得以继续前进。

七 孩子

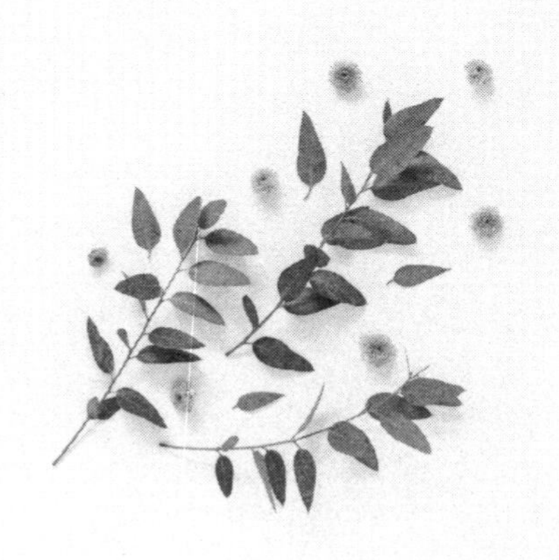

需要孩子参与即将发生的死亡事件。

需要理解死亡的过程。

需要不孤独地死去。

我们怎么做，孩子们都看在眼里，他们以我们为榜样做人。我们总是这样教他们。当我们充满深情时，我们教他们爱；当我们觉得好笑时，我们教他们幽默；当我们害怕时，我们教他们恐惧。可我们却相信，看到、谈论、想到死亡都会伤害到我们的孩子，所以我们要"保护"他们免受伤害。比如，当久病卧床的贝琪姨妈临终时，我们会把孩子们撵出房间，并绝口不提为什么贝琪姨妈会突然消失。如果我们谈起，也会很委婉地说贝琪姨妈"睡着了"或者去了一个"更好的地方"。

当我为身患绝症的病人和他们的家人提供咨询时，偶尔也会遇到给孩子们做死亡教育的问题。当死神来拜访他们的家人时，大多数人根本毫无准备。比如，富兰克林是一位 56 岁的电工，他患有糖尿病。他首次接触死亡的情况就是很典型的例子。他说："他们说我祖母'睡着了'，但没人告诉我她什么时候会醒来。然后他们在参加她的葬礼时，把我留在车里。那时的我只有 5 岁，但我对每一个细节都记得很清楚。我母亲死于肺结核时我才 9 岁。天啊，我多么想见她，想跟她道别，但他们不让。其他所有人都从棺材前走过，跟她道别，可是就没有我的份。'这对你更好，'他们告诉我，'以后你会明白的。'是的，我只知道死亡是一件可怕的事情，我从来没有机会和我的祖母或母亲道别。他们这样瞒着我，又怎能指望我知道死亡是正常生活的一部分呢？我不怪他们，因为他们只是做了他们认为对的事情。但如果他们没有把死亡当作一件可怕的事，我就不会害怕它。我甚至不能去看看我母亲或祖母的墓地。任何与死亡、临终或死人有关的事情都会令我麻痹。我想让我的女儿对死亡有更清楚的认识。”

我们没教孩子们每个春天过后就是夏天，然后是秋天和冬天。我们没有帮助他们理解有生就有死。孩子们如果不懂得每个春天最终都必须让位给冬天，每个生命都会死去，就很难面对失去。让孩子们知道他们的亲人、他们的宠物、最终他们自己都会死去的道理并不残忍，相反，这是一份爱的礼物。

我们相信我们可以保护孩子免受死亡的伤害或他们不会意识到死亡，但那只是自欺欺人罢了。和我们这一代的许多人一样，我对死亡的最早记忆之一是看电影《小鹿斑比》，看斑比哀悼被猎人射杀的妈妈。死亡在每个年轻的生命中都扮演着重要的角色。当一个孩子在隔壁房间里为他的母亲哭泣时，他是在为分离而伤心。我们最早学会玩的游戏之一就是捉迷藏。你爱的某个人刚才还在那里，她突然间就走了。心理学家告诉我们，小孩子们真的相信他们的玩伴消失了，至少是暂时消失了。

《玫瑰花环》其实是一首死亡诗歌。在大瘟疫肆虐时，尸体都被丢在街上，英国的孩子们开始吟唱它。“玫瑰”是指身体被疾病感染的红色部分，“花环”指的是人们为了躲避瘟疫而疯狂塞进口袋里的花。但几个世纪前，孩子们开始吟唱这首诗时，那些“都倒下”的人再也没有站起来。与此同时，孩子们玩的其他游戏也有涉及死亡的部分；在他们看的电视节目、电影和玩的电子游戏中，死亡也是常见的。我们是希望他们从这些信息中了解死亡吗？

让孩子们为死亡做好准备

“我当时对死亡没有概念，”黛安娜告诉我，“我 5 岁的时候，我母亲死于车祸。有一天，她出去的时候好好的，接下来我听到的是，她再也不会回来了，因为她去了一个更好的地方。我想和她一起待在那个更好的地方，我听到我的姑姑们在谈一场车祸。于是，我把我的自行车推到我们住的山顶上，骑上车，飞快地蹬车往下冲，想一头撞上山坡下那所房子的墙壁上。我真的以为“死亡”这种东西，不管它是什么，都是意外造成的，能把我带到妈妈所在的那个更好的地方。还好，我从自行车上摔了下来，落到了柔软的草坪上，只是扭伤了脚踝。”

不管我们喜欢与否，孩子们都会听到死亡的消息。最好在他们的亲人临终之前，在他们变得情绪化之前，向我们的孩子们解释死亡。这个对“生命事实”的介绍不需要那么正式，不用图表和幻灯片。你可以简单地向孩子们介绍这个概念，可以指着从树上掉下来的枯叶和枯萎的花朵，他们很快就会理解绿叶发黄，然后变成棕色，鲜艳的花朵生长、开花，继而死去。如果你和你的孩子在林间碰巧看到一只死去的小鸟，你就可以和他解释说，这只鸟曾经拥有生命，但最终万物都会死亡。这只鸟在世上的时间过完了，它的家人会想念它，但这就是生命的方式。万物皆有它自己的季节，每年春天都要变成夏天、秋天，最后轮到冬天。

当鱼缸里的鱼死去时，你可以教你的孩子关于葬礼和仪式。如果你的孩子想把鱼埋在后院，就帮助他，告诉他怎么做，让他知道即使灵魂离开了，我们仍然尊重遗体。如果你让孩子避开，然后迅速把鱼冲进马桶，你就是在教孩子他的心爱之物会简单地消失。但如果你把鱼的死亡当作讨论死亡的机会，正确地看待它，给孩子一个悲伤的机会，就是教他如何悲伤，理解死亡永远是生命的一部分。

这也有助于向孩子解释疾病。如果贝琪姨妈得了癌症，就解释给他们听，贝琪姨妈的癌症是非常严重的疾病。根据孩子的理解程度，你可以就此打住，也可以继续解释。比如说，贝琪姨妈不再像树枝上的绿叶了，现在她病了，她更像附着在树枝上的黄叶。医生试图让她变得强壮、健康，让她“变成绿色”，但有可能她会变成“棕色”，还会从树枝上掉下来。

要花点时间解释疾病对人的影响是不同的。十分重要的是要区分大病和小病，以免孩子们害怕下次他们得感冒就会死，或者妈妈得了流感就会丧命。解释一下虽然霍勒斯叔叔死于癌症，但祖父患了癌症却康复了，现在情况很好。这将有助于消除孩子们对癌症和其他疾病的恐惧，让孩子们很早就知道，康复的希望总会有的。

和孩子进行这样的谈话会很困难。他们可能会勾起我们不愿意面对的痛苦回忆。我们担心会不必要地吓到我们的孩子。我们害怕他们问的问题我们无法回答。其实直接说“我不知道”就好。如果你相信人们死后会上天堂，那就这么说吧。如果你相信我们不知道会发生什么，也如实讲出来。在谈论死亡时要诚实和开放，特别是当你不知道一个问题的答案时更要如此。

当死亡发生时

可以理解，当家里有死亡发生时，孩子们会感到惶惑不安。当死亡发生时，孩子们需要确信，还是会有人爱他们、照顾他们的，临终之人会永远活在孩子们的心中和记忆中。我们还需要让他们相信，大家不会一齐死去。他们可能会担心，约翰叔叔去年去世了，贝琪姨妈现在又要去世了，他们的父母也会不久于人世。我们可能需要对他们解释，贝琪姨妈已经老了，但我们其余的人都还很年轻，很可能还会活很长时间。我们还需要向他们保证，生活会继续下去。我们都爱贝琪姨妈，会非常想念她，但生活会和贝琪姨妈生病前一样过下去。我们会一如既往地吃早餐、午餐和晚餐；我们很快就会回到工作中和学校里；我们还会和以前一样去公园，看望朋友。贝琪姨妈的去世让我们很难过，但不会完全改变我们的日常生活。

同样重要的是，要以孩子们在他们那个年龄可以理解的方式，让他们知道当他们的所爱之人生病时正在发生什么事情。如果孩子的祖母病得很重，你可以指出，这段时间的生活会有些不一样，你将会花更多的时间留在医院。原本每年全家人都要去山里度假，今年也要取消了。如果孩子们想知道你为什么不和他们在一起，你可以说："我认为我和你们的祖母相处的时间不多了。现在看起来有些不公平，但我想花更多的时间和她在一起，你们和我还有整整一辈子可以相处呢。"

迈克尔·兰登直接而诚实地对待死亡。他的儿子克里斯托夫当时16岁，他讲述了他的经历。

"我父亲在那里生病，也在那里死亡，没有人瞒住我们，或保护我们不受伤害。我以为他们会试着去做，但没有。我不同意保护孩子们免于死亡的伤害。我记得我父亲对此很负责任，非常坦率，非常诚实。有一次，我8岁的妹妹被整件事弄得心烦意乱。他把我们叫进去，我们一起坐在他的床上。妹妹问他：'您要死了吗？'他说：'是的。'她说：'什么时候？'他说：'大概明天吧。'

"他的回答非常直截了当，他没有在绕弯子，也没有回避，更没有拖延。然后他告诉我们：'我爱你们，你们身边有那么多爱你们的人。你们会没事的。'

"他知道他什么时候会死。第二天，他把我们都叫到了他的房间里。他有片刻变得非常清醒，说他准备走了。说完之后，他就叫我们离开，我们都和他吻别。我想他不想死在我们面前。几分钟后他便过世了。"

当你和你的孩子谈论疾病、死亡或濒死状况时，要诚实、简单、扼要。先看他们的反应再继续，如果他们对你所说的感到满意，那就够了。如果他们不满意，表现得不安或者提出问题，那么就告诉他们更多的信息。如果你告诉你的儿子马克："你父亲病了，情况很严重，我们都很担心他。"然后你停顿一下，看看马克的反应，再决定是否继续说下去。如果马克说"好的"，然后跑出去玩，这就是说，他现在只需要或想要这么多信息。但如果他问"爸爸会死吗"或者"他怎么会生病呢"，那么，他已经准备好了解更多的东西了。不要用孩子没问的问题和不理解的信息去轰炸孩子，如果他们有了思想准备，也不要有所保留。告诉他们一点点，然后观察他们的反应。如果他们还想了解更多，他们会让你知道的。

孩子们往往会嫉妒垂死的人，认为他们得到了所有人的关注，特别是当他们的兄弟姐妹生病的时候。如果病人死了，他们的嫉妒常常又转变成内疚。有时我们会对着他们大喊大叫："你的姐姐病得这么厉害，你怎么能想着去看电影呢？"我们在不知不觉中就让他们感到十分内疚。看电影也许是你最不想做的事情，但是小孩子就是会有看电影、踢足球和到山里度假的念头。孩子们还不理解电影与死亡的轻重关系，这是一个教育他们的机会。把这个难处解释给他们听：你也想去看电影，但是现在姐姐在生病，大家在渡难关，必须要在这两者中做个艰难的取舍。

要小心，别不知不觉地把临终者理想化。聚集在客厅的亲戚们可能会说，可怜的黛比就要死了，她是多么好的一个人啊。但她的弟弟马克知道，她喜欢把他的头发打成结，还偷他的漫画书。他知道她根本不完美，但也许会觉得亲戚们把黛比说得那么好，自己也必须要达到这个不切实际的标准。人们很容易只看到完美，尤其当孩子们临终之时，但是我们最好要记住，临终的人也是有缺点的。

孩子们会怎样想

如果我们不把真相告诉孩子们，他们想象出来的往往会更加糟糕。我们大多数人都没有意识到我们善意的谎言和委婉的话语具有多么强大的暗示力：

- 如果我们简单地告诉他们，黛比姐姐是睡着了，他们可能会害怕上床睡觉。
- 如果我们简单地告诉他们，上帝已经把贝琪姨妈带走了，他们可能会相信上帝很残酷，他抢走了好人。
- 如果我们简单地告诉他们，死亡是黑暗和虚无，他们可能会变得害怕黑暗。
- 如果我们简单地告诉他们，这些人都很善良，所以上帝希望和这些人在一起，他们可能会害怕当个善良的人。
- 如果我们简单地告诉他们，爸爸要去旅行很久，他们可能会觉得爸爸抛弃了他们。

如果我们给他们双重信息，我们就可能会让他们更加害怕和困惑。假如我们说爸爸去了天堂，那里一切都很美好，我们都为他高兴，但是我们说这话时还在啜泣，他们就会感觉到不对劲。如果爸爸在一个美好的地方，为什么妈妈还在哭呢？但假如我们这样说，对孩子们来讲就更有道理了：“爸爸去天堂了。那真是个很棒的地方，但我很想他。我很高兴他能上天堂，但我希望他能和我们待在一起。爸爸也希望他能和我们在一起生活得更长久。”

孩子们是通过看和做来学习的。如果我们在他们妈妈临死的时候把他们赶出妈妈的卧室，他们学到的死亡就是一件可怕而神秘的事情。假设我们考虑到他们的年龄和情感状况，允许他们尽可能多地参与，我们可以把一个年幼的孩子带到他妈妈的卧室里，说“让我们现在给妈妈的脚按摩一下”“把她的水杯加满水”，或者只是“给妈妈一个拥抱”。这样做并不会让他们喜欢上死亡，但会帮助他们接受它，让他们意识到他们可以是他们所爱之人生命走向终结的一部分。他们将学会如何关心、如何帮助、如何关爱以及如何应对死亡，哪怕只是一点点而已。

艾琳·盖蒂来自J·保罗·盖蒂石油家族，她1985年就知道自己感染了艾滋病病毒。艾琳是伊丽莎白·泰勒的前儿媳，她有两个儿子，一个11岁，一个12岁。我询问艾琳，是否应该允许孩子“参与”所爱之人的死亡过程。“我一直在和我的孩子们一起经历这件事，”她说，“如果我跌倒了，他们会扶我起来。他们会给我换插管。我的孩子们就睡在我的床上，床上还有插管和别的东西。他们为我是他们的母亲而感到自豪。我正努力帮助他们在事情发生时解决这个过程，而不是让他们试图解决一份从现在开始要持续很多年的记忆。当我的母亲去世时，我没有机会与我的母亲一起解决她的任何问题。我必须继续前进，长大成人，尽我最大的努力处理妈妈的死亡给我留下的创伤。我的孩子们都知道我得的病和可能会发生在我身上的事情。我告诉他们实情是因为，我们知道的越少，我们臆想的就越多，我们创造的就越多。这些我们杜撰的东西比实际情况更糟糕。”

一位 49 岁的广告主管患了恶性黑色素瘤，来日不多了。疾病迫使他退休，他让 10 岁的儿子帮助他收拾办公室。“我想这样做可以帮助我的儿子在生活中摆正工作的位置，同时也为我们打开话题，谈谈在我这一生中，工作对我而言意味着什么，生命对我而言又意味着什么，也探讨了走向死亡的话题。我花了那么多时间教他如何开始生活，我现在想要教教他怎样结束生活。”

帮助孩子们伤心

幼年的孩子们仍处在天生的自恋中，他们常常认为不愉快的事是自己造成的。他们可能真的认为爷爷是因为他们才得了可怕的疾病，使得大家哭泣和低语，是他们的错。他们还可能认为爷爷生病是因为他们生了爷爷的气，或者是因为上次爷爷来看望他们时他们没有听爷爷的话。当一个饱受折磨的妈妈一再对孩子们念叨“你们会害死我的”，接着她真的死了，你觉得这时会发生什么？

因“致人死去”而感到内疚的不仅仅是年幼的孩子们。珍妮是一名临终关怀护士，因为她十几岁时发生的一件事，她一生中的大部分时间都在接受治疗。一天晚上，她和她父亲为是否允许她开车发生争吵，她气愤之下冒出一句：“去死吧，老爹！”她父亲不久之后真的因心脏病突发死了。她从不想让他去死，她只是信口学了父亲在生气时说的话，和他一样，她说话时并不理解自己的话可能（或不可能）带来的后果。和其他孩子和青少年一样，她当时并不成熟，还没有能力区分自己吵架时愤怒的想法和父亲去世这一事实是不相关的两件事。

重要的是，我们要向孩子们解释，妈妈的病或贝琪姨妈的死亡并非是他们的过错。

帮助孩子们悲伤的四个步骤

科琳患有晚期肾病，趁着还能四处走动，她带着她 12 岁的儿子和 8 岁的女儿去了她父亲的墓地，他几年前去世了。“我想带他们去那里，”她解释说，“我想让他们想起他们的外祖父，让他们看到我哭泣。我想让他们看到人悲伤的样子，让他们明白悲伤是什么。不然他们怎么学呢？”

如果孩子长大到去爱他人了，他们也就大到会悲伤了。孩子们必须学习悲伤，就像他们学自行车或弹钢琴一样。我们就是他们的榜样，他们通过观察我们来学习悲伤和表达他们的情感。让我们的孩子看到我们悲伤是很重要的。也许他们看到妈妈在哭会很难受。但当他们知道妈妈要哭时，被赶出房间会让他们更难过。

贝瑞·帕金斯的丈夫安东尼去世时，她的孩子们才十几岁。她知道，她必须给家人留出悲伤的空间。丈夫去世后，他们和许多其他家庭一样，还要继续生活下去。好在贝瑞的直觉很强，知道出事后需要一段悲伤的时间。她告诉我："以前节假日对我们一家子来说是很重大的事，突然间就出现了巨大的空白。每个节假日就像一场轰炸，一个巨大的空洞在提醒我们，他不在这里了。我们试着重建这些节假日，说实在的，我们认为我们可以继续下去。我们只要按以前的方式做就好了。可我们很快就意识到，没有安东尼，我们没办法再像以前那样了，我们意识到这太艰难、太悲伤了。安东尼走后的第一个圣诞节几乎是悄声无息地过去了，因为我们想着，好吧，我们要继续这样做。第二个圣诞节来临时，我们把圣诞树立起来，花了一个星期的时间去挂第一个圣诞节的装饰品。我们需要时间去悲伤。男孩子们需要时间去悲伤，而不是在伤心时试图去享受快乐。我们都说：'你知道吗，我们打算休息几年，然后再一起开始一个新的传统。'"

贝瑞知道，如果她和她的孩子们在哀悼，她就没法假装过快乐的节日。她知道她最需要什么。她就是这样教她的孩子们去尊重他们的感情的。经过一段时间的休整和调适，贝瑞和她的家人又能够庆祝节假日了。不是他们以前的方式，他们有了全新的庆祝方式。

对于年幼的孩子来说，继续过节日是很重要的，让孩子们知道生活还在继续。

我们往往教孩子们压抑自己的感情，要“表现得像个男人”或“做个大人”。事与愿违的是，这种哀悼方式并不奏效，只会让情绪下沉，然后再次浮出水面。我们可以采取以下四个步骤来帮助我们的孩子有效地哀悼。

第一，帮助他们了解和理解已经发生或正在发生的事情。告诉他们真相：贝琪姨妈已经去世了，不会再来看望他们了。解释贝琪姨妈得的病很重，告诉他们疾病的名称，让他们知道不是所有的疾病都像贝琪姨妈得的病那样严重，其他人都很健康，而且生活很快就会恢复正常。说明贝琪姨妈虽然走了，但我们会永远记住她、永远爱她。

第二，在孩子们面临或即将失去亲人时，帮助他们悲伤或将情绪反应表达出来。孩子们需要验证。他们需要知道他们的感觉是恰当的。大人可以这样说：“我知道爷爷过世了你很生气。我也很生气。我知道你生气的原因是去年我们没能去玩，因为我在照顾爷爷。我也想多陪你玩，但我得帮助爷爷。我知道他走了你很难过。”让孩子们看到你哭，这样教他们哭。让他们知道是可以生气的。如果他们看上去对死亡并不在意，告诉他们这也没关系。如果他们与死者的关系不密切，他们就不必假装难受。

第三，告诉他们生活还在继续。让他们知道，即使妈妈对爷爷的去世非常难过，不想去上班，但她要用三天休假来调整自己，然后就得回去工作了。让他们知道，他们也可以花时间来悲伤，但之后他们必须回学校上课。我们可能会伤心很长时间，会永远想念爷爷，但是生活还在继续，爷爷会希望我们继续过日子。

第四，帮助他们在正式的场合和非正式的场合缅怀过世的亲朋好友。一起点燃蜡烛，花点时间讲故事。做一个祷告或者放一张你最喜欢的照片。莎伦和她的小儿子会在她已故丈夫的生日和圣诞节时，捧一束鲜花献到他的墓前。文森特的儿子有个朋友在车祸中丧生了。为了纪念他，文森特写下一张支票，儿子把他省下的零用钱一起捐给那些反对酒驾的母亲。埃利斯一家在祖父去世后的第一个生日，拿出了家族老照片，他们翻阅它，每人挑选一张自己最喜爱的祖父的照片，讲讲它的故事。这些微小但重要的行动有助于将对失去亲人的情感外化，鼓励情感的表达。

让孩子们道别

许多人认为不应该让孩子们参加葬礼，要么是怕孩子们难受，要么是怕他们分心。当决定你的孩子是否应该参加时，可以把葬礼看作像婚礼、毕业典礼或其他任何正式活动一样。如果你在仪式上很忙，顾不上照顾你的孩子，那就让你和孩子都信得过的人来照顾孩子吧。然而，我发现，如果让孩子们知道以下三点，他们在葬礼上的表现通常都很好：

- **事先做好准备**。告诉他们会发生什么事，他们要坐在哪里，坐多久，人们可能会哭。
- **在场的支持**。如果孩子难过或伤心，要保证一定会有人来安慰他。如果你在葬礼上很忙，或者你太伤心而自顾不暇，那就找个能帮你的人。
- **葬礼后的跟进**。谈谈发生了什么事、它意味着什么以及他们是怎么想的。帮助你的孩子更恰当地看待失去亲人和悼念仪式。

我最近参加了马蒂的葬礼。马蒂是一个精力充沛的 80 岁老人，住在湖边，是个敬业的渔夫。他喜欢教他的许多小孙子们钓鱼，如何“读懂水”，如何“进入鱼的思想”。在棺材被放下的时候，我惊讶地看到他的孙子们，从 2 岁到 10 岁不等的一群孩子，都拥到他的棺材前。几个成年人担心孩子们无法理解正在发生的事情，想阻止他们，但是他们的父母则说，孩子们可以看，不碍事的。当棺材下葬时，一个不到 5 岁的孩子对另一个孩子说：“哦，哇！爷爷被收鱼线了！”孩子们经常会把生活中发生的事和死亡仪式交织在一起。这么做自有寓意，有助于对逝者的传承。

当父母不久于人世时

如果你是那个即将要死去的人，不得不把孩子们抛在身后，你面临的就是当父母最大的恐惧。富兰克林是个电工，他即将因糖尿病并发症而离世。他告诉我，他曾不顾一切地祈求上帝保佑他活到他的女儿长大成人。“她是我一手带大的。我这一走，还能为她做些什么呢？”他问道。

我建议你做三件事：告诉你的孩子你病得很重；说出你正在与之抗争的病名；告诉他们你认为接下来会发生的事。他们问多少你就答多少，让他们按照自己的节奏提问，不要提供过多的信息。如果你觉得自己不会好起来了，就向他们解释谁会来照顾他们以及如何照顾他们。提醒他们，即使你即将离去，他们也会永远记住你。他们永远不会忘记你们曾共同拥有过的时光和你们共同享有的爱。告诉他们这些时光和这些爱会永远存在。

露易丝和她的丈夫拉斯告诉 9 岁的儿子，他的母亲患了乳腺癌。他们告诉他什么是癌症，而且这种病很严重。他们解释说，人们有时会死于癌症，但这种癌症也可以通过手术切除治愈，他的母亲可能会没事。他们说，他们认为她不会死于癌症。

有些父母给他们的孩子们写信或制作录像带。即使他们已经去世了，他们也仍然属于孩子生活的一部分。富兰克林决定要以更实在的方式留在他女儿的生活中。在他完全卧床不起之前，他做了一些自己的录像带：第一个为女儿开始约会时而做；第二个为她刚开始上大学时而做；第三个为她快要结婚时而做；第四个为她成为母亲时而做；还有一个为女儿想念他的时候而做。

在最后那个录像带中，他说道：“我知道，如果你在看这盘录影带，你可能很想我。你可能想知道我是否也在想你，我可以告诉你，是的，我也在思念你。我想让你知道，我临死前最难过的事就是要离你而去。我竭尽全力不想离去，但最后我还是不得不离开。我知道你会经常想起我，我同样也会经常想你。当你忙于上学或与朋友相处的日子里，我会毫无理由地突然出现在你的脑海中，那时你就知道是我想你了。你将来在生活中可能会感到孤独，但你永远不会孤单。我会永远在你内心深处。”

我们希望我们留给孩子们的话语能继续安慰他们，希望这些话语将象征着我们如何对待生死。我们现在所做的教育将有助于塑造我们的孩子对失去亲人的概念，影响未来的后代。我们花大量的时间教我们的孩子们如何生活。这是一个绝佳的机会，可以教导孩子们怎样在亲人最后的日子里照顾他们。帮助孩子们建立起关于死亡和失去亲人的信仰体系，而不是给他们留下一个谜，同时，也给孩子们示范我们如何纪念我们的所爱之人。

八

死亡是什么样子的

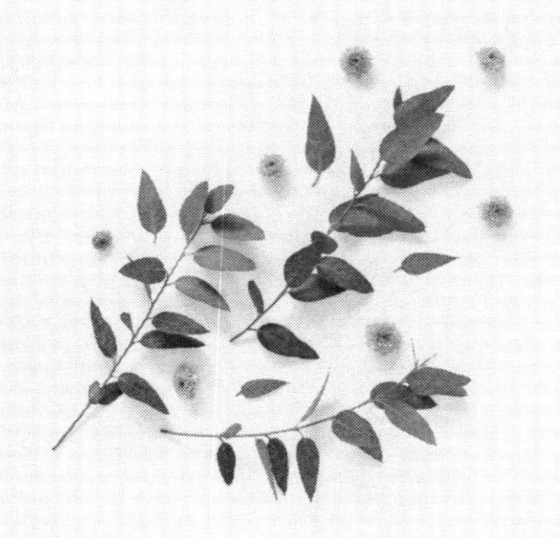

需要理解死亡的过程。

需要诚实和全面地回答所有问题。

20 世纪 70 年代末，当人们从医院出院时，他们可以在家中去世。医生和护士会花很多时间指导他们的家人，让他们做好准备，教他们使用药物、医疗设备以及家庭安全和其他注意事项。如果医疗队中有成员问：“当我们见到家属时，我们要告诉他们病人死时会发生什么吗？”有人会千篇一律地回答：“他们很快就会自己发现的。”

不管我们是否知道会发生什么，死亡都会发生。但无论是我们自己还是我们所照顾的重病的亲友濒临死亡，我们都有权知道和理解正在发生的事情。

人们在艺术中谈论、描写、描绘死亡，在电影中呈现死亡，但真正的死亡时刻却很少看到，即使是那些照顾我们并负责宣布我们死亡的医生也是如此。我们中很少有人看到过一次以上的死亡。

很难描述什么是“平常”的死亡，因为每一例死亡，就像每一个生命一样，都是独一无二的。它并无确切的顺序可循。本章叙述的一些事件可能会发生，也可能不会发生。虽然这些事件是生命临终的征兆，但也可能它们发生了但生命并没有终结。很少有死亡是确定的。

当我开始为这章做些研究时，我问过医生朋友，在哪里可以找到关于人死后的身体状况的描述。他对此并不清楚。他说他从没做过有关生命最后时刻的研究，也从未在书中看到过这方面的讨论。我确信医学教科书中对死亡过程有详尽的说明，但他说没有。于是我去了两所主要的医学院图书馆，在馆员的帮助下，我用电脑查询了成千上万本书，主题包括内科、初级护理、老年医学、重症监护和临终关怀方面，均没有描述死亡过程。我们发现了一些书，其书名表示它们研究了死亡的身体方面，但它们都写于 16 世纪或 17 世纪。甚至护理教科书也没有什么关于死亡的信息。这着实让我感到惊讶，因为我曾想过护士会看到相当多的死亡，他们必须做好正规的准备。然而，死亡似乎并没有被详细地记录下来。当它被提及和讨论时，它只是身体系统或器官衰竭的脚注。关于死亡的心理层面的书很多，但是身体方面显然被忽略了。那些了解死亡事件的人，很有可能是观摩所爱之人的死亡知晓的。

本章着眼于死亡的物理过程。我不涉及内科的生理生化方面，我描述的是当某人去世时你会看到、听到、感觉到和闻到的一些东西。这些信息可能会让你感到不适，你也不是必须要阅读，如果你不想知道，可以跳到下一章。

死亡的神话

很少有人能很安详地过世或在睡梦中逝去。也许发生的数量刚好足够让这个神话流传下去。但现实中绝大部分的死亡要艰难得多。许多临终者看来都是挣扎到最后，仿佛多年交织在一起的身体和灵魂都舍不得彼此放手。这垂死挣扎的场面常使我们这些旁观者心里很难受。然而，当这种挣扎完结时，聚在房间里的大多数人就会感觉到，仿佛灵魂与肉体各自上路，平静重又回归。

死亡就像是在关闭一座充满引擎、装配线和大型锅炉的工厂。当“关机”的开关被按下时，一切都不会即刻静止。机器的运转声依然在，发出吱吱嘎嘎的声音，逐渐减慢到最终停止。除非突然因事故、心脏病发作或其他突如其来的创伤而倒下，否则我们大多数人的身体也就像那些工厂一样，在停止运转时，发出吱吱嘎嘎的呻吟声。我们很难记得这种逐渐减少的过程是自然发生的。用英国作家、诗人狄兰·托马斯的话来说，我们不会温文尔雅地走向死亡。不管我们自认为对死亡多么有准备，我们都不会轻易放手让生命离去。托马斯的用词是，我们“勃然大怒地，激烈地”“抗拒死亡之光”。

死亡与出生一样原始，虽然发生时常常喧闹而乱作一团，但它总是非常真实。在这千古不变的规律中，我们得以找到尊严和安宁。

死亡带来的安宁

看似在挣扎中困顿的临终者常常被认为处在死亡的“痛苦”阶段，因为很多人在临终阶段好像都处于痛苦之中。然而，许多研究人员认为，在生命结束时，身体会释放内啡肽，这是一种特殊的荷尔蒙，能阻止疼痛，给人一种平静和快乐的感觉。当濒死的人们被告知他们看来正处于极大的痛苦中时，许多有过濒死经历的人们却说，实际上，他们已经处于平静之中了。

我曾听说宇航员为确定身体可以承受的重力，需要参加某种测试。这种体能测试进行到某一时刻，宇航员就昏厥过去了。这种测试是我们所能模拟的最接近死亡的体验。当被问及他们的感受时，宇航员说，尽管他们看起来很痛苦，尽管经历了可怕的身体创伤，但他们实际上很快乐。

这是一个难以证明的现象，但就许多创伤治疗工作者的报告而言，这似乎又是真的。有一天早上，我开车去上班，那时天还没亮，正下着雨，路上车辆很少。不知为什么，我前面的旅行车突然失去了控制，迎头撞上了一棵大树。黑暗中我很快冲到车前，拉开车门，眼前出现的是我所见过的最可怕的景象。有个二十八九岁的女人，浑身是血，她的身体血肉模糊，以至于我看不出她的肤色。我往下看，只见仪表盘上戳着什么东西，它刺到了她的右臀部。然后，我意识到，她的股骨，大腿的骨头，已经从她的身体上被撕裂，卡到仪表盘上了。她的呼吸非常困难。时间好像过去了很久，但可能只有一两秒钟，我意识到我无法把她从车里挪出来，她就要死了。这时街对面的房子里传来一声喊叫，告诉我有人打了911。我所能做的也只是陪着她，等待救援到来。

在我和她坐在一起的时候，我想到她有多年轻，她的身体受到了多么严重的伤害。我看到后座上有玩具和婴儿座椅，意识到这个年轻的母亲再也看不到她的宝宝长大了。她似乎意识到发生了什么事。她正在失去一切，但她的表情却是安详的，没有愤怒，她跟随死亡平静地没入黑夜。

虽然关于死亡的任何确定性都是难以捉摸的，但我相信我们是在平静中死亡的。灵魂和肉体的分离，在我们活着的人眼里是痛苦的，但我相信，对于濒死的人来说并非那么困难。就像工厂的机器要先慢下来才能停，外在的身体在呻吟、衰竭，但内在却是平静的。

为什么我们会死亡

衰老、绝症和危及生命的创伤最终会成为我们通往可预见终点的道路。器官和身体系统就像多米诺骨牌一样相继倒下。衰竭的顺序取决于潜在的疾病或创伤，以及个人平时的健康状况、以前的疾病、医疗护理和其他因素。当循环系统衰竭，大脑不能再协调生命的维持系统，一个或多个器官放弃挣扎，身体组织不再接受足够的氧气或者整个身体系统被破坏时，我们就接近了旅程的最后阶段。

无论疾病、创伤或恶化从哪里开始，无论身体的哪一部分最先受到伤害或受到伤害最多，直到心脏停止跳动，人不再呼吸，死亡才会发生。死亡通常被定义为大脑、呼吸系统和循环系统功能的不可逆转的停止。但是，这种死亡定义中的一些状态即使发生也不会导致死亡。例如，医生可以用除颤器“电击”骤停的心脏使其复苏。溺水导致的呼吸衰竭可能是暂时的，在使用心脏复苏（CPR）抢救后，可以逆转。循环系统可能会失灵，例如，如果你遭受了大面积的创伤和大量失血，然而，这个问题可以通过输血和其他措施来解决。虽然大脑在没有氧气的情况下只能存活几分钟，但迅速恢复氧气可以防止永久性损伤。大脑、呼吸系统和循环系统的衰竭必须是不可逆转的，死亡才会发生。

我们什么时候死亡

临终者的朋友和家人时常都要花时间陪伴病情恶化的亲人。许多人身兼数职，比如既要工作，还要照顾孩子们，但当死亡临近时，他们仍然拼命地想要留在现场。虽然我们无法保证知道死亡何时临近或预测死亡时刻，但也有几种常见的死亡迹象。

凯西是一位 30 多岁的女性，不幸患上了艾滋病。她曾是一名政府关系专家，后来成了一名艾滋病活动家，为患者争取权利，游说人们把更多的钱花在艾滋病的研究和治疗上。人们对她的精力称赞不已，但更让人印象深刻的是她那经久不衰的幽默感。每场聚会只要有她在，气氛就十分活跃，她用一种独特的调侃的方式看待生活。

终于有一天，她的家人和朋友，包括我在内，都聚集在她的床边。我们知道死亡即将来临，但不知道最后一刻是否会在接下来的几分钟、几小时或几天内到来。凯西原本预计自己会在周末去世，但周一早上我们仍聚集在她的床边。我们大多数人不得不去上班或照顾家人，所以我们就离开了。到了午餐时间，人们再次聚集起来，凯西的情况还没有改变。

我们点了凯西最喜欢吃的比萨，坐在她的床边，和她聊天，握住她的手，安慰着她，也相互打气。突然间，凯西的状况恶化了。她的呼吸加重，越发困难，比以前更清晰、更吃力，这让我们知道死亡马上就要来临了。在比萨送到的那一刻，死神带走了凯西。在震惊中，我们静静地呆立了很长一段时间，终于有人打开门，付了比萨的钱，把那位目瞪口呆的送餐人送走了。我们吃掉了这份比萨，对她以示尊重，庆祝凯西的这份有个性的时间感。

当我们死亡时会发生什么

这里讲述的是死亡将至的常见迹象。这不是教科书上的讨论，只是对即将发生的事情的解释。并非每次死亡都会发生这所有事件，也没有既定发生顺序。即使一个人的身体饱受疾病的折磨，但还有一种内在的生命力推动着身体继续，就好像它并没有意识到自己的极限已经到来。这就是为什么死亡往往不像你想象的那么容易。有许多次我都感到惊讶，一个身体的死亡怎么会这么艰难。

睡眠

睡眠通常会在死亡前的数天和数小时内增多，几乎像是身体正在脱离生命。睡眠时间大幅增加可能不是单一原因造成的，事实上，身体的许多系统已经停工，或者进入低速状态。一个广为流传但未经证实的理论指出，一个人之所以睡得那么多，是因为身体在储存能量，把剩余的能量只分流到最重要的器官。

随着死亡的临近，这种睡眠的增加可能会发展到一种类似昏迷的无反应状态——病人无法被唤醒。如果这个变化明显，最好告知管床的医生。但是睡眠的增加通常是个自然的过程，我们能做的就是让临终者在最终阶段尽量舒适。

进食

在生命的最后阶段，食物和饮料的摄入量通常会减少。我们很想强迫临终者吃东西，认为只要能让他们吃点东西，他们的状况就会改善。我们也担心他们会死于饥饿或干渴。但是，丧失吃喝的能力，也就是拒绝吃喝，都是死亡过程的一部分。

不要给正在睡觉或昏迷的人提供食物或饮料，你可能会不小心导致他窒息。如果他的嘴唇干燥，或者他醒着，口渴，但喝不了液体，你可以用冰或柠檬甘油擦拭纸使他的嘴唇保持湿润。这些在药店或护士站都有卖。

大小便失禁

膀胱和肠道功能可能会失去控制。这会造成临终者身体不适以及害怕和尴尬。我们可以把吸水性好的垫子置于他们身下，用以保持舒适和清洁。我们可以亲切地安抚他们，尽可能地保护他们的隐私。如果尿失禁是持续性的，医生可能已经给病人上了导尿管。在生命的临终阶段，身体里食物和水分的减少会导致排便和排尿也减少。随着肾脏功能的停止，尿量会更少。

呼吸

与临终相关的最明显也最令人不安的变化是呼吸的变化。呼吸是一种很细微的声音，我们已经习惯它和背景音融为一体。当它的声音变得很大、紧张或不平衡时，可能会吓着听到它的人。

有些病人可能直到临终阶段，呼吸都还正常，其他一些人则可能每次呼吸都在挣扎，一直持续数小时或数天。如果一个病人患的是肺癌或其他呼吸系统疾病，这种痛苦可能要持续数周或数月。我曾在许多家庭和医院的房间里听到过刺耳的呼吸声，似乎每次吸气都能把墙壁吸过来，每次呼气又把它顶回去。还有就是有时突然间没有了呼吸，这会让我们很害怕。

有许多与即将死亡相关的呼吸模式，包括呼吸困难、呼吸暂停和潮式呼吸。

呼吸困难被定义为呼吸费劲和呼吸短促。简单地吸一口气似乎要做出很大的努力。每次吸气，肺部下方腹部一侧的皮肤似乎都要被吸到肋骨底部的后面去。

如果我们关爱的亲友此时还处于清醒之中并且思维敏捷，呼吸困难会吓到他们。他们会感觉自己吸不到足够的空气，这可能是我们面对的最可怕的经历之一。我记得有一天晚上，我坐在一家儿童医院里，看着16岁的杰里米在他生命的最后几个小时里，挣扎着呼吸。这个英俊的年轻人，一直勇敢地和囊性纤维化抗争，现在已濒临死亡，却依然很警醒。他很惶恐，我和他的家人能做的就只是握住他的手，确保他得到足够的止痛药，告诉他大家都很爱他，他很安全。我们整晚都坐在那里陪他，我们谈论了玛丽安娜·威廉姆森在她的《爱的祈祷课程》（*Illuminata*）一书中所写的话："我曾经认为，死亡天使一定很可怕。但我现在意识到，死亡天使必须是上帝最温柔和最善解人意的天使，才能在如此重要而可怕的时刻被派送到我们的身边。"

如果你的所爱之人看起来很痛苦，就找医生要求用药。如果他很焦虑，医生可能会给他开一些额外的药——也许是吗啡，它可以帮助减轻疼痛和焦虑。但有时，最好的药是让病人知道他是被关爱着的，不是孤单一人。

呼吸暂停是指持续1~60秒的无呼吸状态。它是由循环系统减弱使得身体废料堆积造成的。一开始，呼吸暂停的时间很短，随着身体逐渐衰竭，停止呼吸的时间会越来越长。它可能在死亡前几天或几分钟开始。呼吸暂停很令人惊诧。我们会误以为我们关爱的亲友已经过世了，但随着一声巨大的喘息声，呼吸重新开始，才让我们松了口气。呼吸暂停的出现往往是临终前的征兆。当其发作时，我们没有办法让我们所爱的人更舒服些。事实上，我们看到的比他们实际体验到的还要更不舒服，因为他们处于无意识状态。此时，我们能做的最好的事情就是待在我们所爱的人身边，大家彼此安慰。

潮式呼吸是指呼吸呈一种有节奏的高低起伏，其间伴有呼吸暂停。这种不规则的呼吸模式始于缓慢的浅呼吸，继而呼吸加快加深，强度越来越大，直到呼吸变得和从事剧烈运动的人一样粗重一样快。然后有 1~60 秒的无呼吸状态（呼吸暂停），周而复始。你会听到呼吸的声音增强，变得大声而急促，然后归于平静。这个迹象可能是死亡临近的预兆。在这些所有的呼吸变化发生的情况下，最好的办法是，要确保医生得到通知，并保证你们关爱的亲友感到舒服。

发绀

血液中缺乏氧气，再加上二氧化碳的增加，会导致皮肤和黏膜（如嘴唇）失色、泛蓝，这就叫作发绀。实际上，皮肤和黏膜不会变成蓝色，只有一丝泛蓝色或蓝灰色。人死亡前可能因为循环系统受损而出现发绀。但是由于我们关爱的亲友通常在这一刻正接近死亡，自己觉察不到发绀，通常只有护理人员才会注意到这个变化。请记住，这也是死亡过程中正常的一部分。

缺氧

当身体吸收氧气并使其在全身循环的能力减弱时，身体的许多部位可能会出现缺氧。有可能发生行为改变、判断力差、警觉性下降、头痛、嗜睡以及其他症状。缺氧也会导致抽搐、无反应，并在晚期导致发绀。重要的是要确保临终者的安全，接受可能有助于缓解头痛或其他症状的药物治疗。在需要做出任何决定时，要记住临终者的判断力可能处于受损的状态。

抽搐

身体细胞通过相互传递电脉冲进行交换。当我们接近死亡时，这种交换就会中断。血压下降，导致脑供氧下降，脑细胞功能失调。这些细胞自发性地触发放电，引发脑中电风暴，向身体的各个部位发出盲目的随机指令。这就是抽搐。

许多人的生命都在突然的抽搐时结束——手臂和腿发抖，下颌紧咬，呈癫痫发作状。发抖有时似乎从胃部上行至身体顶部。我们所能做的就是确保我们的所爱之人是安全的，不会伤到他们自己。因为这种情况经常发生在死亡之前，此时是和我们的所爱之人温存的好时机。无论他们是否能听到我们讲话，我们都可以让他们放心，告诉他们，他们是被爱着的，而且很安全。

气味

如果身体不能再滋养它的组织或保持它的健康，肉体可能就会发生腐烂，产生一种恶臭的气味。这种气味来自坏死的组织，意味着这些组织正在死亡。癌症患者的肉体死亡，是因为癌细胞组织不良，没有适当的血管化，也就是血液供应不足。那些患有糖尿病或其他身体部位血液供应不足的人，可能会发现那些身体部位的组织在渐渐死亡，产生一种气味。这种气味很难描述，也很难和其他气味进行比较鉴别。这种气味在癌症患者中更常见，尤其是肺癌、口腔癌或食道癌。不幸的是，没有简单的补救办法。大多数人几分钟就能适应这种气味。如果可能的话，使用空气清新剂或打开窗户，都能有所帮助。

发烧和出汗

临近死亡时，发烧很常见，这是因为身体要对抗大规模感染。我们的所爱之人有时会大汗淋漓，好像与死亡抗争得很厉害。就像这一阶段发生的许多其他事情一样，药物治疗都无能为力。我们能做的最好的事就是用全部爱心去给他们擦汗。

烦躁不安

最近，我和一位名叫路易的老人在一起，他正与已经扩散到腹部的晚期结肠癌做斗争。在生命的最后阶段，路易呼吸困难，痛苦不堪。他坐卧不安，怎样都不舒服，他的家人和他都束手无策，十分无奈。他躺下时腹部感觉好多了，但却难以呼吸；坐起来呼吸顺畅些，但腹痛又加剧了。

生死过渡中常有烦躁不安出现。人们会扯拽床单，左右辗转，刚起身又坐下，让你抬起或放低他们的床头，等等。他们很难找到一个舒适的位置，其原因有可能是呼吸困难、疼痛、焦虑或其他任何因素。有时可能不是因为他们还没找到“合适”的体位，而是确实没有合适的体位。

我们可以根据需要经常帮助调整我们所爱之人的体位。如果这种情况持续了很长一段时间，医生会给他们开镇静剂。重要的是要确保这种烦躁不安不是由潜在的疼痛引起的。此时正好重新评估疼痛。

心脏

除非病人是心脏病发作或者疾病的主要焦点在心脏，否则心脏通常会负重坚持到最后，尽力补偿其他器官和系统的衰竭所带来的问题。例如，如果血液中没有足够的氧气，心脏的泵血就会更快更用力。

心脏总是勇于尝试，但心跳加快（称为心动过速）不能弥补血液中氧气的缺乏。当心力衰竭时心脏无法再继续跳动，心跳就会减缓，再减缓，直到停止。由于这颗顽强的心脏，一些病人尽管身体的其他部分都已完全损坏，但仍然坚持活了下来。

对一种疾病来说，忽视心脏的勇敢跳动而延长生命的最后阶段，似乎是件很残酷的事。

循环

当身体开始衰退，血液循环会减慢。你可以通过触摸所爱之人的手和脚，看到血液循环减慢的结果。你会注意到他们的手脚比平常更凉。

当血液循环严重受损，心脏不能再为全身泵血时，你可以看到病人身体下侧会出现深红色的变色。泵血不再有力地流经动脉和静脉，它被重力拉到身体的最底部，淤积在那里。

在许多情况下，凝血机制不再起作用，会导致身体不同部位的自发性出血。你会注意到身体多处会出现原因不明的瘀伤。这些瘀伤可能并非人为的。病人可能静静地仰面躺着，突然间胸口就出现瘀伤。人们可要求使用特殊的软床垫，在其他情况下可以防止褥疮或皮肤不适。但在死亡过程中，它们可能不会有什么不同。此时，试图给我们的所爱之人换床垫可能会给个人带来更多的不适而不是舒适。这也是一个重新评估疼痛的好时机。

眼睛

与其他感官一样，听觉和视觉也会衰退。当视力衰退时，人们会注意到，东西看起来似乎模糊不清了。亲友们往往会明说出来："喂，奶奶，你没有戴眼镜啊。"奶奶的反应也常常会让人不解："我不想戴啊。"就像其他变化一样，我们的所爱之人也不再向外看。有些人可能开始满足于少看一些，而另一些人则会因为看不清而烦恼。

随着其他功能的降低，大脑的活动也随之减少。大脑的功能中枢有高有低，较高的中枢控制着说话、思考和其他认知过程，较低的中枢会自动调节我们的呼吸、心跳、感官和其他功能，而无须我们思考。这些较低的功能之一就有瞳孔反射或光反射，也就是眼睛对光的反应。进入眼睛的光线投射到视网膜上，并通过视神经向大脑发出信号；大脑指挥眼睛的肌肉对光线做出反应，使得瞳孔放大或收缩，这就叫作光反射。如果大脑中控制光反射的部分停止运作，瞳孔就会放大。出于同样的原因，眼睛也可能会固定住（不再移动）。如果头部转动，而眼睛不再跟着转动，这有时被称为"洋娃娃头眼反射现象"，使面部表情变得死气沉沉。

一旦眼睛——灵魂的窗户变得毫无生气，看起来就好像我们的所爱之人已经离开了。

听力

一个叫多萝西的女人与她的丈夫拉尔夫还有未竟之事。当拉尔夫临终之前没有了意识，多萝西摇晃着他，对着他的耳朵喊道："我爱你！你爱我吗？"他没有回答，她更加用力地摇晃他，喊得更大声，直到她意识到他再也无法和她交流。

我们没有办法测试人们在此阶段的听力状况，尽管我们确实从那些曾经处于昏迷状态或有过濒死体验的人那里获得了一些逸闻轶事。他们中的很多人报告说在此阶段他们能够听到。正如前面提到的，人们普遍认为听觉是最后一种消失的感官，因此医务专业人员才被教导要表现得好像病人直到最后一刻都能听到。

当人们问我他们的所爱之人是否还能听到他们的声音时，我告诉他们：“是的，如果不是身体上的，他们也会在精神上听到你们的话。他们可能不那么警觉，但是我相信，如果你真正发自内心地讲一些话，他们就能从他们的心里真正听到。”

喊叫

临终的人在死亡那一刻发出一声似乎来自内心深处的响亮的喊叫是很正常的。与其说它是一个词，不如说它是一个声音。这更多是一种反射，而不是试图交流。我相信他们在最后抵抗身体与灵魂分离时，所经受的喉部与肺部的生理性痉挛最为痛苦。那种时候，除了与我们的所爱之人在一起，我们束手无策。

濒死喉声

听到临终者发出普遍为人所知的濒死喉声，总会令守候在床边的亲人们深感不安。这种声音通常是由于身体无法清除或咳出唾液或其他可能聚集在咽喉、肺部或上呼吸道的分泌物造成的。我们出自本能想要去做些事情，因为我们害怕我们的所爱之人被他自己的分泌物呛死。我经常告诉人们，实际情况没有听起来那么糟糕。这是空气通过水的声音，认识到这一点是很有帮助的，就像你用吸管喝完一罐苏打水时听到的声音一样。空气仍然可以进入肺部。知道这只是身体关闭过程的一部分有助于缓解我们的焦虑。这也可能是死亡即将来临的一个迹象。

口吐白沫

人临死时口腔里出现一点泡沫很常见，这是一种自然的现象。

我曾和一个很有爱的对丈夫体贴入微的女人一起工作过。她的整个成年生活都在为他打理一个美好的家园，总是把她最好的一面都呈现给他，即使是在临终之时和痛苦中，她更关心的是她的死会如何影响她的丈夫，她关心这一点更多过关心她自己。事实上，她向我提出请求：“如果有什么尴尬或不体面的事情发生，就把他赶出房间。我不希望他看到我最后的形象是别人给我换尿布。”

她死的时候，她丈夫正睡在床边的椅子上。就像人们经常会发生的，在最后一刻她口吐白沫。我觉得这个女人非常关心她丈夫的安宁，不希望让他看到她这个样子，所以我给她擦掉了泡沫，保存了她死时的尊严，然后才叫醒了她的丈夫。

当死亡已经发生

当生命从你所爱之人的身体中离去时，呼吸和心跳都会停止。当你和他说话或触摸他时，他都不会有反应。他的眼睑会微张，瞳孔会固定，就好像他在直视正前方。他的下颌会松弛而微微张开，他的皮肤会失去光泽、颜色和韧性，曾经让肉体充盈的无形力量消逝了。每当我看到一个刚去世的人，我就觉得他们的身体好像被关掉了。当无形的生命之流不再存在时是最明显的。

尽管看着一个人的肉体死亡在情感上很痛苦，但多数人还是觉得他们与所爱之人分享了十分宝贵又刻骨铭心的时刻。

要利用你的时间。很多人相信刚死的人灵魂仍然与肉体紧密相连。所以，握着他的手，和他讲话，抚慰他，为他祈祷。祝他一路走好。做你感觉正确的事。尽管身体上的联系刚刚结束，但情感上的联系还在延续。

九 在风眼中走向死亡

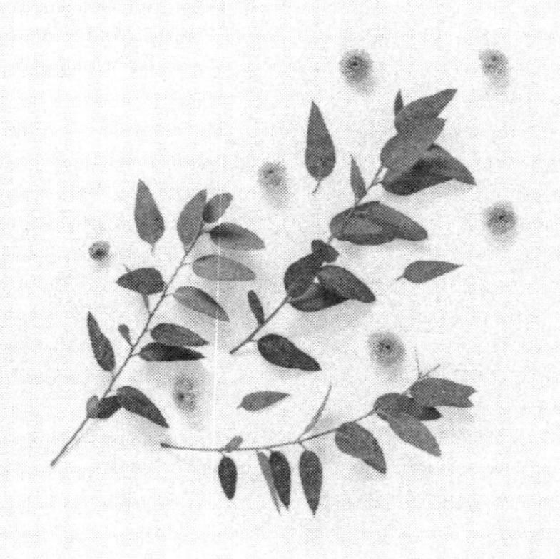

需要死得安详和有尊严。

需要参与有关自身护理的决定。

需要被当作一个活生生的人来对待。

在我 9 岁的时候，我家住在南方，那里每年夏季都有飓风到来，风暴的名字年年不重样，但准备工作和内心的恐惧都是相同的。1969 年，卡米尔飓风改变了我的一生。那一夜，我们是在小学体育馆的钢门廊下度过的。那是我一生中最吵闹的一夜。我记得最清楚的是嘈杂声、摧毁东西的声音和呼啸的风声。我知道那嘈杂声中夹杂着死亡和毁灭，还有不知从什么地方传来求救声却无人理会。然后，突然间，什么都没有了。没有风，没有雨，没有声音，完全的平静与沉寂。我们当时处在风眼中。当暴风旋过后，风又开始施虐，这一次是从相反的方向。随即咆哮声和撞击声又来了，我们真不知道怎么才能熬过这一夜。

这就是我们面临的挑战：在死亡和濒死过程中找到安宁和尊严。应对那些让我们感觉自己似乎被四面八方打得措手不及的情况，以及那些巧妙地削弱我们的问题。我们的安宁和尊严不会突然间就被夺走，这是个渐进的过程。

汉森太太是一位 60 多岁的重度脑肿瘤患者，聪慧和善。她住在家附近一家医院的临终关怀病房里，度过她生命最后的时光。有一天我们去看望她，一位护士来给她换静脉输液袋。

“您今天还好吗，甜蛋糕？”护士轻快地问。

“请叫我‘全麦’。”汉森太太甜甜地回答。

这让护士困惑不解：“为什么是‘全麦’啊？”

“为什么是‘甜蛋糕’呢？”汉森太太说。

汉森太太用她的幽默告诉护士，不称呼她的名字是在剥夺她的尊严。我们一生都在寻找我们的尊严，试图发现我们是谁、我们想怎样生活。我们找到我们的尊严，同时会以我们的生活方式向所有人展示它。有尊严地生活是一种重要的生活方式，对价值的自我认同让我们将这种伟大的自我价值感带入到我们所做的每一件事。但归根结底，它与我们谋生的手段或居住的地点毫无关系。

我们既需要有尊严地生活，也需要有尊严地死亡。有尊严地死亡意味着你知道你的死亡就像你的生命一样有意义和目的。它意味着你想要以自己想要的方式死去，而不是别人认为对你合适或有价值的方式。有尊严地死去意味着，你和以往一样做你自己，一直到生命的结束。

失去尊严

我们中有太多的人被迫在生命结束时挣扎着去维护自己的尊严。窃取我们尊严的最大盗贼是医疗系统，它剥夺了我们的尊严，使我们从有生命、有历史和有家庭的人变成了房间号码和病床。对有些医生和护士来说，你不是汉森夫人——那个在车祸中失去丈夫、后来去上夜校、开了自己的公司、同时抚养了三个孩子的女人。相反，你是“644 号脑瘤患者”或“302 房间的心力衰竭患者”。当你被定义和描述为一种疾病和一个房间号时，你很难维持自己的尊严。

是医疗系统侵犯了我们的尊严，它们把疾病和死亡当作敌人对待，坚持不惜一切代价将疾病和死亡消灭！我们的身体变成了战场，医生们为“修理我们”而战。我们不愿意承认生活有时是不舒服的，甚至毫无愉快可言。当我们哪里坏掉了，我们就要医生修复我们。我们想要相信我们能修复一切。但我们无法修复死亡。因为死亡不是哪里坏了，它不是故障，而是生活中正常的一部分。

即使在试图帮助维护病人尊严的时候，医疗系统也可能夺走它。当我与学医的和学护理的学生谈论死亡时，我经常要求他们写下他们想要怎样死去——想要死在哪里，谁应该在场，他们是否会要求冒险式的抢救措施，他们到时要穿什么，甚至可能会播放什么音乐。然后我告诉他们：“看看你们写的内容。这些你们为自己设计的死亡场景，很快就会投射到你们的病人身上。如果你们希望临死时空气中弥漫着熏香，播放着柔和的音乐，这都是你的选择，不要强加到你的病人头上。如果他们想要在安静或混乱中死去，想要播放摇滚乐或者轻音乐，那是他们的选择。强迫他们按你们的信仰办就是剥夺他们的尊严。”

医疗系统并非是唯一夺去病人尊严的肇事者。那些关爱他们的人，总是想让他们做“正确的事情”，这些人也在不知不觉中犯着错。这“正确的事情”可能是指，明明病人想待在自己的公寓里，却让他们搬回家住；当病人想要把剩下的时间花在与朋友共度时，却让他们休息一整天；当病人已经不再关心世界上正在发生什么时，却建议他们看新闻和时事；当病人已经决定安详地过世时，还要他们与疾病战斗。什么是“正确的事情”并不重要。如果病人被强迫接受，他们的尊严就会受到侵犯。

最后，当临终者忘记真正重要的事情时，也会在不知不觉中剥夺他们自己的尊严。死亡的过程在本质上是一种失去。他们在很多事情中失去，失去他们在生命中积累的“外衣”，他们不再是董事会主席，不再是友好的邻居，不再是棒球伙伴，不再是法式乡村料理的大厨。他们放弃了领导、教师、工人、朋友、运动员、母亲、父亲、儿子、女儿、兄弟和姐妹的角色。当他们被强行推入病人的角色时，他们一生中如此引以为豪的众多角色便悄然消失了。他们还留下什么？只有他们看待自己的方式。如果他们认为自己是特别的、独一无二的、超越于世俗角色之外的，他们就能保持自己的尊严。对于那些是否保有尊严取决于内心的人而言，这很容易。其他人则需要靠他们的亲人和医疗系统来强化尊严。因此，对那些临终的人来说，有尊严地对待他们是如此重要。

诚实、尊重、同情

我记得曾见过一个不到40岁的年轻人，他患有卢柯林氏病（肌萎缩性脊髓侧索硬化症）。他在医院等待死亡，没有人知道他还能活多少天或多少周。一天晚上，我们谈到很晚，他的妻儿离开后，我问他：“这次经历中最艰难的是哪一部分？”

“大多数人会认为是身体的衰退，”他脱口即出，“但事实并非如此。也不是因为住进了医院，这地方挺好，护士们非常周到细心，医生对我的病解释得很清晰，也告诉了我预后状况。我的家人一直来看望我，饮食不错，我还有有线电视看。但对我来说最难的是，我觉得别人在用过去时看待我。有些事情曾经那样的完整和重要。我曾经是一个充满活力的父亲、充满爱的丈夫、镇上最好的摄影师，没有人能像我一样抓拍瞬间抓得那样好。我不能再做那些了，但我还是我。我仍然是完整的。即使有一天我不能再养活自己了，我仍想被当作一个完整的人来看待。我不想让任何人看不起我，把我当成幼儿或是半个人看待。”

无论我们是他们的亲人、朋友，还是医护人员，我们对临终者怀有的情感要和对活着的人完全一样，要对他们诚实、尊重、富有同情心，因为他们在走到生命尽头之前都是活生生的人。我们应该给他们机会让他们真实地对待自己，以自己的方式发现死亡，并以他们自己的方式死去。我们要给予临终者我们的爱和尊重，我们有义务帮助他们活得有尊严，死得有尊严，帮助他们昂首挺胸走到生命的尽头。

在某些情况下，我们不需要做任何事情来帮助他们维护自己的尊严，因为它是由他们的内在而定义的。然而，其他人至少可以从别人看待他们的方式中获得一部分尊严。保护他们的尊严可能意味着要用他们适当的姓名来称呼他们，直到他们允许仅使用名字或昵称；可能意味着进入他们的房间之前要敲门；也可能意味着询问他们想要什么，并仔细倾听他们的意见。重要的不是你做什么，而是你怎么做以及你怎么看他们，因为你的想法总是反映在你说话的语言语调和你的行动中。

相信临终者是活生生的，应该得到尊重，这本身就是有尊严地对待他们。他们是活生生的，值得我们的尊重。唯一不同的是他们现在需要我们的帮助。我们有机会提供这种帮助，这不是一种义务，而是一种荣幸。

有尊严地死去的权利

社会关于死亡权利的概念是有争议的，并且在不断演变。许多年前，当人们提到死亡权利时，大多数人会立刻想到凯伦·安·昆兰的故事。对当时的许多人来说，死亡权利意味着不能通过人工的方式，如靠饲管和呼吸机来维持生命。但是当我们今天提到死亡权利时，大多数人心里想到的是协助性自杀。

不论对错与否，杰克·科沃基恩医生将协助性死亡的问题推到了最前沿：是否应该允许医生协助绝症病人死亡。

我们不能把这归为一个冷冰冰的法律问题或严格的医疗决定，因为这两者都不恰当。在一个文明的社会里，自杀不应该是死亡最好和唯一的选择。这场斗争应该是呼吁医学界采取行动，不要让病人死于极度痛苦，不要让他们孤独地死去，不要强迫他们接受他们不想要的治疗。作为医学界的一员，我要问：

“我们是否尽了一切可能来减轻病人的痛苦和遭受的折磨？”医学界必须致力于帮助病人接受疾病，并帮助他们舒适地死去。

死亡权利的另一个方面，即不用人为手段维持生命的权利，给我们带来最大的恐惧之一——被困。一个世纪前，人们普遍害怕被活埋。不少人还没死就被宣布死亡，这导致一种可怕的恐惧：一个人会从深度昏迷中醒来，发现自己躺在一个黑暗的封闭的盒子里，勉强呼吸着稀薄的空气，听到泥土被抛到棺材顶部的声音。有时，棺材里会接一根管子向上通到空气中，下葬后如果“死者”还活着，他就可以呼吸空气并大声呼救。当时还使用了一种警报系统：如果有人在棺材里苏醒过来，他可以拉动一根绳子，绳子可牵动死者墓穴上方安置的铃铛发出响声报警。

当科技进步了，我们得以确切地判断生命的终结：如果心跳消失，生命就停止了。但是技术更上一层楼，我们现在可以让机器取代那些不再起作用的器官，让人们维持“活着”的状态。因此，今天我们怕的不是被过早地埋葬，而是害怕被维持着活太久。

在过去，死亡比较合乎人道。在大多数情况下，人们只是简单地平躺，最后“殁在床上”。随着科技的进步，事情变得更为复杂，却给医生留出更多的空间来做艰难的决定。但在没有征询病人或其家人意见的情况下，医生做出这些决定公平吗？如今，医生的回旋余地要小得多。他们走到了另一个极端——

不惜一切代价让人们活着。事实上，许多医生在任何情况下都坚持“照章办事”，还是以他们能想到的最保守的常规行事，以尽可能不被起诉或失去行医执照。于是我们被迫面对这些困难的问题。

哈罗德的母亲患了一次严重的中风，导致身体部分瘫痪，无法说话或吃饭。她曾说过，她不想通过插饲管维持生命，但在她所在的医院威胁要采取法律行动后，她的家人不情愿地同意了插管。哈罗德描述了母亲的遭遇：“在接下来的两个月里，母亲拔下了饲管 12 次，每次都被重新插入。这是一种非常难受的手术，需要医生并动用 X 光。为了进一步防止管子被拔除，她那未瘫痪的左手被绑在床栏杆上。然而，她能够慢慢移动她的身体，这样就可以用她被绑着的左手够到管子，然后把它拿开。她反复地这样做。二月份，在她医生的建议下，一根‘空肠’饲管通过手术经腹部插入她的胃部。到了三月初，她终于幸运地过世了。母亲是在她明确表达的意愿被违背后，被迫遭受折磨至死的。”

插饲管是好是坏，正确还是不正确，在医学上是否合适都不是由我来决定的。而上面讲的故事是关于尊重我们的意愿的重要性。对哈罗德和他的母亲来说，他们的信仰体系中没有人工营养。对其他人来说，人工营养可能是他们的信仰系统或宗教的重要组成部分。对于医学界来说，我们必须从病人或家属那里得到明确的信息，然后去实现这些愿望。

在强迫人们接受他们希望避免的痛苦治疗和让他们因缺乏治疗而死亡之间，是否存在一个中间点？我们想让病人自然死亡，但大脑功能完全丧失却在昏迷状态下靠一个呼吸机维持“生命”多年，通过鼻管将易消化的氨基酸送入胃，这是自然的吗？在这里，我们面临着一个两难的境地。医学界撤下人工技术支持、饲管和呼吸机时，就像在“谋杀”我们所爱的人，仿佛有些地方做得不对。另一方面，当一位母亲要求医学界尽一切所能让儿子活着，即使医生认为没有希望了，她的要求也不会被认为是“一种残忍的行为”。

在有些情况下，科技只是在延长和加重生命即将结束时的痛苦。如果延长生命是唯一的目标，那么依靠呼吸机永远“活着”将是一件美妙的事情。但是，如果考虑到生活质量，那么就是时候说“不”了。我们必须设法减少技术带来的痛苦。我们必须学会区分结束痛苦和结束生命。我们必须尽我们所能拯救和保护生命，但我们也必须认识到，在战斗显然已经失败的情况下不进行干预并不是残忍的，而是人道的。

有尊严地死去

一天下午的晚些时候，一个勤杂工走进那个不想被叫作“甜蛋糕”的汉森夫人的房间，发现夏天的太阳照到窗户上。于是他说：“我们把窗帘拉上吧，我知道你不想要今天下午的阳光。”她把勤杂工叫到床边，说：“这是我的死亡，你死亡时会有你的方式，我要按我的方式死去。”她直到最后都保持了诚实和率性而为，而且有尊严。

急诊室医生马克·卡茨维护尊严的方式很富有同情心：“我记得当我还是实习生的时候，非常碰巧，我第一次看到有人心跳骤停，每个人都在跑来跑去。现在，我尝试让心脏代码[①]的能量在整个抢救过程中都始终保持柔和。一旦给病人插上管，进行了静脉注射，上了药物治疗，心肺复苏开始进行，偶尔除颤，整个过程就会变得非常平静。我尝试着用平静而坚定的口吻说话，这样，当我们这里发生心跳骤停时，事态就不会变得狂乱。如果我们做了一切能做的事却仍然不起效果，一个人应该尽可能有尊严地离去。我们可以对他的心脏停搏做出一种有尊严的回应，给他们留下尊严。”

对艾琳·盖蒂来说，有尊严地死去意味着一种特别的事情。“我周围的那些人接受了我在走向死亡这个事实并尊重它。他们不再缅怀过去，谈论过去，而是向我的未来致敬。这让我在死亡过程中更有力量。”

劳伦斯描述了他认为有尊严的死亡。劳伦斯在 30 多岁时患有霍奇金氏病。一天下午，在喝咖啡的时候，我问他是否考虑过自己的死亡和尊严。他回答说：“我已经想了很多，关于我想要怎样去死。我想要参与我的死亡安排，想对它有所控制；我

① 在医学术语中，心跳骤停被称为“代码”或“崩溃”。这通常是指医院紧急代码上的“代码蓝”。——译者注

想被我相知相爱的人所包围；我想在一个温馨的地方离世，在家里，或是在朋友家，清风徐徐，阳光和煦。”

不幸的是，临终的人并不总是能够确保他们的尊严得到尊重，所以要由关爱他们的亲友为此力争。如果你知道你所关爱的人想要什么，或者什么能维持她的尊严，那就要坚持诉求。

对米里亚姆来说，问题不在于她自己的死，而是她怎样才能保证她 27 岁的女儿盖尔有尊严地死去。“我女儿要死了。这就是现实。不幸的是，我对死亡并不陌生。我祖母在医院的时候，我在她去世前几个月去探望了她。她一直是我所认识的最整洁、最干净的女人，总是打扮得漂漂亮亮，连一根头发都不会乱。但当我看到她的时候我吓了一跳。她的头发很油腻，可她顾不了自己了。现在她只能用海绵洗澡。她被困在轮椅上了。

“祖母抓着我的手说她想要离开了。起初我说‘不行，奶奶，你的日子还长着呢，你要战斗’，但我停了下来听她讲。她说她不再保有她的尊严，她想要离开。我放开了她，因为我知道她已经准备好离开了。不用我来告诉她什么时候算是到时候了，她已经决定了。

“现在，我女儿感染了艾滋病毒。到了某个时间点，她会准备停当，决定离开。这可能是因为她无法再忍受生病、疼痛或者感觉活着没有意义。理由并不重要。当她准备好了，就是时候了。

“我希望她能够利用她剩下的时间来寻找平静。我希望她有尊严地死去。我希望她身边的都是关心她的人，他们不会因为她的疾病而害怕她，不会为她感到羞耻。如果她不能照顾自己，如果她穿着尿布什么的，如果她不介意的话，我想要照顾她，因为我爱她，我要确保她受到有尊严的对待。她有这个权利。我知道我想要为她做什么，但我不能干扰到她实际想要的东西。我不在乎她还能活多久。如果她还有五年的时间，我希望她这五年可以过得快乐。我不能改变已经发生的事情，也不能解决现存的问题，我无法改变她即将死去这个事实，但我可以确保她有尊严。”

在死亡中找到安宁

安宁是一种心态。这是对正在发生的事情的一种平静的接纳，无论局势多么混乱或困难。如果你在脑海中已经找到了一个祥和与平静的地方，你就处于安宁之中。

死亡就像暴风雨。它是一种原始、混乱的自然力量，会给我们的生活带来巨大的破坏。但是，就像我在风眼中发现了寂静一样，在混乱中，在痛苦中，在黑暗孤独的夜晚，都有可能找到平静。在每次死亡中都有可能找到平静。但要找到平静，就得移除其他东西。当你的愤怒、仇恨和未了的感情全部释放时，剩下的就只有安宁。当你自己处于安宁之中时，你就会死在风眼之中。

十 不孤独地死去

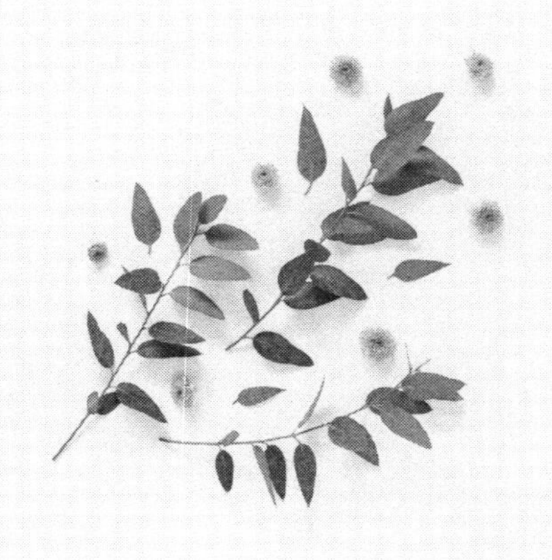

需要不孤独地死去。

需要死得安详和有尊严。

需要被当作一个活生生的人来对待。

20 世纪 80 年代初的一天，我接到了一个公寓经理的紧急电话。“我就知道有什么不对劲。”她说，“我已经好几天没见到理查德了。上次我见到他时，他看起来就不太好。他的车还停在车库里，所以他人应当就在房里。我敲他的门，敲了又敲，最后我终于听到有响声了。我想我得拿上我的备用钥匙，进去看看。”进了公寓，她发现理查德躺在床上，躺了四天，无法起身，更上不了厕所。他虚弱无力、消瘦脱水，躺在一张潮湿、肮脏的床上。

我匆忙赶去帮忙，被眼前的情景吓到了。他蓬头垢面，以至于我竟无法判断出他的年龄。他可能 25 岁也可能 60 岁。在现代公寓里看到这种惨无人道的景象简直是超现实的。我伸手要拿电话求救，但理查德不想让我这样做：“别，别打电话给护理人员、我的医生或其他任何人。我快死了，现在没人能阻止得了。”

理查德说的没错，他是快死了。“至少让我给你擦干净，让你舒服点。”我说。

他无力地挥手让我离开：“我有艾滋病，你不应该靠近我，让我自己死吧。”

20 世纪 80 年代初，艾滋病在很大程度上仍不为人所知，人们害怕这种疾病。我也很害怕，但我不能让人这样死去。“如果我保护自己，你会让我帮你吗？”我问。理查德答应了。我找来一个中年护士玛吉帮助我。我们回来时穿着隔离服，戴着手套和面具，这些装备不仅能防护艾滋病，还能防护核爆炸的放射性尘埃。

不到几个小时，我们就把这个仍然虚弱的34岁男人清理干净，让他在床上喝汤。现在有时间谈谈了。“发生了什么事？”我问他。

“都在那里，”他答道，指着床边的录音机平静地说，“我对着它说了，我没有其他人可以说，所以我就跟它说了。如果你想听的话，你可以听。”我留下玛吉照看理查德，然后走进另一个房间，急切地把那卷录音带倒回去。

我听到理查德描述他是如何住院的，他的医生是如何告诉他得了艾滋病的。医生说，这个病没得治，他就快要死了。然后他的医生说他不想照顾那些“对自己做了这种事”的人。当他在医院的时候，他一直被孤零零地丢在一边。食物托盘放在他房间的门外，没有护士或医生来给他做检查。“如果我要孤独地死去，”他对录音机说，“我宁愿待在家里。”所以他叫了个朋友来接他。医院里没有人试图阻止他，也没有人告诫他会面对什么。

当理查德的朋友从医院接他回家的时候，看到他病得那么严重，感到很震惊。在回家的路上，理查德告诉他的朋友，他患的是艾滋病。“我以为他要靠边停车，把我留在路边。”当朋友发现乘他车的人得了这种可怕的病时，就把车窗摇下来。他加速前进，好快点送理查德到家，让他从他的车上下去。“我到家了，”理查德继续说，“我打电话给另一个朋友，打电话给我的父母。他们都不想和我有任何关系。我从来没有这么孤独过。那时我就知道，我再也不会被任何人拥抱或碰触了。”

幸运的是，我和玛吉说服了理查德，他不再是孤身一人了。他同意请一位新医生，接受输液和家庭护理。每天，玛吉都到他的公寓去给他喂食、清洁、换床单，给他服止痛药。她更给了他在那种情况下最迫切需要的东西——陪伴。理查德在一周后就去世了，去世时，有玛吉握着他的手。

我们能想到的最悲哀的事情也许就是当我们死的时候孤身一人。在一生中，我们都非常想与他人建立联系，包括熟人、朋友、家人或所爱之人。当这些关系因争吵、离异或距离而打破时，我们会伤感。当我们面对死亡时，当我们更需要与关心我们的人在一起时，失去这些联系就更令人伤心了。因此，不孤独地死去是一种基本的需要。

我们是怎样隔离临终者的

死亡本质上是我们所经历过的最孤单的事。除非我们和别人一起死于意外，我们总是孤身一人死去，是那一刻唯一赴死的人。在此关键时刻，我们又彼此疏离，更加重了那种孤独感。

候诊室把我们和临终者隔离，我们只能在外面等候。我们将临终者孤立，不再和他们说话，也不再听他们讲话。有时我们只是无法陪他们待在一起，更多的时候，我们在情感上也离开了他们。

我们也在通过不再和临终者谈论当前正在发生的事来孤立他们。人们普遍认为临终者不想谈论死亡，这只是一个主观猜想。其实他们很想谈正发生在他们身上的事情。艾琳·盖蒂描述了几年前她是如何在“毒蛇屋”外遇见蒂莫西·利里的。毒蛇屋就是那个年轻演员莱弗·菲尼克斯因吸毒过量而死在里面的俱乐部。艾琳和蒂莫西已经有一段时间没见面了，他们迫不及待地聊起来。很快，他们都告知对方，自己得了绝症：艾琳感染了艾滋病毒，蒂莫西得了前列腺癌。“我们立刻就难舍难分了。”艾琳说。她对“难舍难分”一词的选择是意味深长的，因为它表明了这两个人感觉有多么被这个世界疏离和隔绝。从某种意义上说，当我们死去时，我们都将是孤独的，因为死亡本质上就是一种与所有人、所有物和所在世界分离的表现。没有人能和你一起死，这是一个个体的行为。我们这些能够继续活着的人都难以在身体和情感上理解临终者正在经历的过程。

“蒂莫西对于我问询他死亡相关的事情表示很感激，”艾琳告诉我，“他说他等了这么久才和真正理解这些的人坦诚地谈这件事。”

当人们与那些被诊断出患有绝症的人交谈时，他们自然很难理解患者内心深处的感受。但艾琳和蒂莫西都知道他们可能很快就会死去。他们之间有某种程度上的共识，于是他们可以共同分享，而你我根本无法参与。我对艾琳说："我可以想象有人偷听到你们关于死亡和临终过程的谈话，会认为被冒犯到或者很疯狂。我可以想象，偷听到这些话的人也许会冲进来说'要振作啊''不要放弃'或者'别那么说'。"

"是的，"她回答说，"这就是他们让我们独处的方式，他们无法成为我们现实的一部分。"

当我们拒绝像临终者那样看待这个世界时，我们就疏离了他们。但我们需要了解的是，还要继续活下去的人和将死的人都在同一条船上。只是将死的人大概比健康的离世早一些，但大家仍然是同船共渡。

与临终者的所有沟通并非全靠语言。一些最伟大和最深刻的交流都是无声的。我曾经多次在床边看到两个人看着彼此，一个躺在床上，另一个坐在旁边，一言不发，但你可以看出他们之间持续流动的强烈情感。

许多年前，一个女人告诉我，面对她儿子即将离世，她心里有多么难过。更难的是，她无法和丈夫分享自己的感受。"他不谈自己的感受，"她说，"有时我觉得太孤独了，就去找邻居，和她坐在一起哭。"当我问她邻居怎么回答时，她说："我的邻居什么也不必说，她也不需要问我为什么哭。她也是丧子之人。我可以进门就哭，我们心里都明白，不需要我们任何人说一个字。"

我们不必总是对我们即将离世的亲人说些恰如其分的话。

即使不说什么，只是陪伴他们也挺好。关键是为他们留在那里，让他们感知到我们的爱和理解。

临终过程中的亲密接触

死时不孤独，对不同的人意味着不同的事情。米里亚姆是个头发花白的离了婚的女人，独自抚养她唯一的孩子。对她而言，死时不孤独意味着死时有不畏惧传染的人在身边照顾。

几年前的一天晚上，米里亚姆啜泣着和我谈，她女儿盖尔告诉她，自己感染了艾滋病病毒时她是如何回应的。那是一天下午，女儿坐在妈妈厨房的餐桌旁，平日活泼、精力充沛的女儿看上去又累又憔悴。她告诉她的妈妈，她患了一种长期的类似流感的疾病，几个星期以来都不思饮食。又谈了一些之后，女儿语气平淡地告诉妈妈自己感染了艾滋病毒。米里亚姆立刻想要像以往那样拥抱她的女儿，把她搂在怀里，让一切都重新好起来。但是她知道，对盖尔也好对她自己也好，她无法让一切再重新好起来了。米里亚姆静静地坐着，担心她说什么或做什么时情感就崩溃了。

于是，两个人坐在厨房的小餐桌旁，盖尔以一种超然、冷静的方式背诵着她所知道的疾病相关、药物相关、她还能活几年，以及她担心自己会遭受的痛苦。当她描述艾滋病有时会如何影响皮肤，导致皮肤出现紫色病变时，她的声音中第一次透露出情绪。“很快我就会成为面容最丑陋的女人了。”年轻美丽的女孩痛苦地笑着说。

米里亚姆忍不下去了，隔着桌子向她的小女孩俯下身去。她已经长大了，但仍是她的小宝贝。但这只会让盖尔更伤心。“妈妈，”她说，“现在我感染了艾滋病，不会再有人亲我了。他们都害怕我。”

勇敢的母亲立刻把盖尔的脸捧在手心里，亲了她。“我不怕你，亲爱的，”她哭着说，“我不知道你会怎样，我不能保证一切都会好起来，但我绝不会因此离开你。如果你需要拥抱或亲吻，我都会给你。当你来到这个世界时，我给了你第一个吻；当你离开这个世界时，我也会给你最后一个吻。”

在日常生活中，我们害怕亲密。想象一下，当我们所爱的人濒临死亡时，我们是如何逃避这种亲密关系的。但是当你握着一个临终者的手时，如果你真的让自己去亲近，你就会经历一些生命中最纯洁和最真诚的时刻。我们不喜欢在身体上接近临终者，通常我们都不会触碰他们。但我曾经看到过一个男人在妻子去世时把她抱在怀里，没有比这更暖心的事了。没有比死在爱人怀中更安全的地方了。

慈爱之手

在我与艾琳·盖蒂的另一次谈话中，她把死亡描述为一项团队运动，这种说法打动了我。她指出，我们都在同一个团队中踢球；我们都一起在同一个团队中出生、生活、死亡。我曾经去过提华纳的癌症诊所，他们似乎也将死亡理解为一项团队运动。他们强烈建议，当病人入院时，要有人陪护，并且不收陪护人额外的费用。事实上，他们觉得病人带来的丈夫、妻子、儿子、女儿、朋友或其他任何人都是治疗的一个组成部分。但是我们的医疗系统却可能是世界上最孤立的系统：我们不邀请我们所爱的人进来；我们限制他们的探视时间。而实际上，我们应该用他们的爱来帮助我们度过最后的时刻，而不是把他们拦在门外。

凯兹医生曾告诉过我一个35岁男人的故事。他是一位体态肥胖的牧师。有一天早上，他走进急诊室，呼吸困难。牧师喘着气，解释说，他必须在一天之内“修理好身体”，因为第二天早上他必须去做礼拜。考虑到他可能患上肺炎或肺栓塞，医生进行了彻底的检查，开始治疗，并将牧师送到另一个部门做更多的检查。然而，在接受检查时，这位牧师突然间紧抓住胸口，昏倒在地。

“我们抢救了他20分钟，”凯兹医生说，“带他来的家人都不知道发生了什么事，他们还在楼下的咖啡机旁边。当他们回来时，我们不得不告诉他们，他生命垂危。你能想象他们的震惊程度吗？他们说他们想留在那里，他们想在我们抢救他的时候和他在一起。在我的职业生涯中，这是第一次有人提出这样的要求。我把他们带进来，因为我意识到这是他们最后一次和活着的他在一起。这是理所应当的。我告诉护士们要尽可能冷静，还把预后情况告诉了他的家人们。

“我见过很多人死，我经历了很多，”医生继续说，“但是我从来没见过能让我哭成这样的事情。他的一个姐妹站在床边一直哭着说‘别走啊，回来吧’。我见过有人在死后这么做，但当你看到人还活着，徘徊在生死线上时有人这样哭，真令人心碎。他的家人们一直待在那里，直到我宣布他的死亡。

“令人惊讶的是，我们并不经常这样做。人们在亲友去世时，就算为了他们自己，也一定能够到场的。我通常会在病人的病历上写一份医嘱：为了他们，也为了即将死去的人，家属可以一天 24 小时在那里陪护。”

正如洛杉矶宗教科学部长马克·薇拉牧师所说：“当我们来到这个世界时，慈爱之手会迎接我们，当我们离开这个世界时，慈爱之手会送别我们。”

守候在此

临终者的床是一个非常私密之地。我们有时不确定是否应该在那里，我们在场对病人是有意义的还是有干扰的。有时答案可能很清楚，因为我们可能是唯一陪伴临终者的人。其他时候就不那么清楚了。有一天我接到加里的电话，他心烦意乱地告诉我，他初中时的朋友因患一种恶性胶质瘤（一种脑瘤）而生命垂危。在夏威夷时，加里已经去看过他一次，但不知道他是否应该陪他待在一起。他问他朋友的妻子和父母他是否应该留在那里，但他们没有给他答案。他们也不知道他该怎么办好。我告诉他，不要再去和他人寻求许可，要自己决定是否要陪在朋友病床边直到他去世。

我并非建议他硬要去他不受欢迎的地方，但另一方面，他也不应该指望别人来告诉他该做什么。我提醒他，他朋友的妻子和父母都沉浸在悲痛中。毫无疑问，和我们其他人一样，他们对所爱之人的死亡毫无准备。他们又怎能给他拿主意呢？

是否应该在某人的床边陪伴是很私人的事情，只能由本人解决。当你做决定时要考虑的关键问题是：所有你要说的话是否都说了？留在那里你会感到触动吗？如果他明天死了而你不在场，你会有怎样的感受呢？

有时，尽管我们原本想得挺周全，但我们的所爱之人还是会独自死去，也许他们就想要这样的方式。格蕾丝的儿子杰夫就要死了，她后悔过去没有陪伴过他，决心现在要陪着他。杰夫临终的日子近了，格蕾丝开始专注于杰夫离开的那个时刻她一定要在床边守候。杰夫很乐意有她在，但感到格蕾丝给他的私人空间不够，他一再要求她给自己一些私人空间。

有一天，她宣布：“你来到这个世界的时候我就在这里，你离开的时候我也会在。”

他回答说：“妈妈，你现在在这里是最重要的，我的死亡会以它应有的方式发生。我不想你留有任何遗憾。也许我想独自死去，感觉这像是处理一件私事。也许我只是想它会对你伤害太多。到底是哪种想法我还不清楚，也许到时候我就知道了。归根结底，爱才是最重要的，而不是某一特定时刻我们在哪里。”

格蕾丝虽然听了他的话，但仍决意留在那里。在他生命的最后几个星期里，尽管有护士和其他爱他的人日夜守候在他身边，可她都没有离开过房子。随着杰夫离死亡越来越近，她几乎没有离开过床边。他去世的那天晚上，她去了趟洗手间。就在这短暂的几分钟里，他过世了。格蕾丝不得不正视这个事实：死亡是有自己的生命的，它想来就来，不以我们的意志为转移。

有时我们该在场，有时我们不该在场。如果你和你爱的人想要一起度过这最珍贵的时刻，你当然可以尝试，但要记住命运自有安排。

陪伴

“天使食品计划”是洛杉矶的一个非营利组织，为患有危重疾病的男性、女性和儿童提供膳食。我是董事会成员，后来成为该组织的主席。该项目的创始人玛丽安娜·威廉姆森向人们传达了一种经久不息的理念：“我们不仅仅是给生活中的危重病人送餐，我们也在送去伙伴。”对于我们服务过的许多人来说，知道那天有人要到访的重要性不亚于收到热气腾腾的饭菜。许多志愿者都是克服了恐惧心理去现场帮助他人的。

人们也会通过和朋友和所爱的人在一起来消除恐惧。37 岁的劳伦斯是霍奇金氏病患者，他的病情已有连续 11 年得到缓解了。他见过死亡，也曾想过自己的死亡。这一过程使他对生命的终结更看得开，也教给他一件重要的事，就是别让任何人孤独地死去。

“当某人生病或即将死去时，我们的本能就是疏远他。我曾经接近过一些临终者，我觉得我在那里对他们的生活质量产生了积极的影响。我注意到，对那些生命垂危的人来说，最糟糕的事情就是让他们一个人待着。让临终者孤独一人是不人道的。最好是有人和他们一起笑，一起哭，同情他们，直到最后。在我们的文化中，我们对死亡感到困惑，我们不知道如何去做。我的第一次这种经历发生在 1985 年和爸爸在一起的时候。

“爸爸得了肺癌。当时把我吓坏了。虽然我在他死前 6 小时见过他，但我并没有感觉和他一起经历了这个过程。我们没有说到死亡。他闪烁其词，只是说如果他出了什么事，我要照顾好妈妈。他没有直说，也就没有真正的沟通。我人到了那里，情感却是一片空白，这意味着我们都错过了某些重要的事情。

“他死后，我拒绝去看他的遗体。我很害怕，我不想看到他死后的样子。我在他死前见过他，我想停留在那一刻。我并没有意识到那是我最后一次见他。我现在想起来对当时没去感到有些羞愧。即使当时有些困难，但我还是可以去的。”

劳伦斯在父亲过世后本该去看他的父亲却没有去，是不足为奇的。看着亲人死去没人会感到好受。然而，一旦我们与所爱之人一起经历了这一过程，我们就会觉得在场比不在场要好受些。

当劳伦斯经历了几个朋友的死亡后，他学会了“让死亡进入我的视野。这就像一个叫醒电话，告诉我，如果有人生病了，就去看望他们，在那里陪伴他们”。

“我只有一次真正经历死亡时刻，是比尔的死。我是通过匿名戒酒互助会认识他的。他的癌症从肺部开始，然后转移到骨头上。我是最后一个和他在一起的人。那是三年前的事了。快到临终时，他不太和外界往来了，于是他的朋友们开始拜访他。我有好一段时间没见他了，就打电话给他，他说让我第二天去。那是他的最后一天。他几乎失去知觉、言语不清了，但他认出了我。他邀请我过来，让我觉得自己很特别。他好长时间没洗澡了，看上去也不太好。他说：‘哦，过来了。’我感到很荣幸。

“比尔的死是我见过的最平静的死亡。他选择了他想离世的地方，在他一个朋友的家中，舒适的床上。在最后的几周里，他花时间去拜访了一些人。他没有寻求医疗帮助，他决定是时候离去了，他做出了关于死亡的决定，并且对他的死亡保持控制。他营造了一个安静的生命出口。他保持了做他自己，他的朋友们也依然如故。在他最后的两周里，他和往常一样，仍保有尊严。他死得很有个性。他去世的时候56岁，和我爸爸那时候一样的年纪。比尔的死让我成长了许多。”

在每一次死亡中，我们都会学到一点点如何做得更好；我们会变得更有经验、让自己更好受一些，而这种经历本身并不好受。我们知道，有时候唯一能安慰我们或我们所爱之人的就是我们在场陪伴。没有规程，这是一个不断试错的学习过程。不孤独地死去是我们的需要。如果我们一起努力，对死者和生者都会好得多。

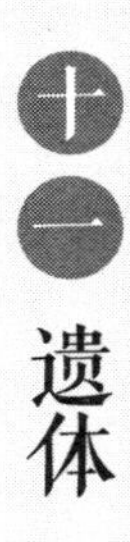

十一 遗体

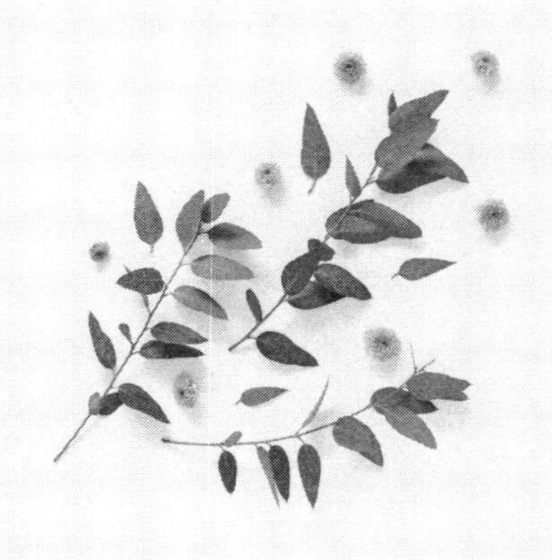

需要知道死后遗体不容侵犯并会获得尊重。

在过去的一百年里，死亡变得越来越没人情味了。过去，生病的人是由他们的家人照顾的。他们死后，遗体被家人清洁、装扮。朋友们来家里慰问亲属，死者常常被安葬在家族的墓地里。这些人死后的遗体和这些人的生前有一种联系，一种从出生到死亡，再到死亡之后的联系。现在我们死在医院里，有时死在临终关怀医院，很少会死在家中。陌生人会收走我们亲人的遗体，如果有葬礼，直到葬礼上我们才会再见到他们。我们想知道，也很担心，你们把我父亲的遗体拉到哪里去了呢？我怎么知道你们会不会小心照看呢？我们怎么知道我们的宗教传统会不会得到尊重呢？

除了担心我们亲人的遗体得不到有尊严地对待，我们还搞不清楚涉及死亡前后的众多规矩。我们可能想在我们的亲人去世时和死后的片刻和他们待在一起，但我们不确定我们是否被允许这样做。我们想知道我们是否可以举行一个聚会来庆祝死者的一生，或者我们是否必须用传统的葬礼来哀悼他们的死亡。我们可能想把亲人的骨灰撒在他最喜欢的地方，或者把它放在壁炉架上一个漂亮的花瓶里。最重要的是，我们想用我们自己的爱和敬意说再见，但我们通常不会这样做，因为我们经历的死亡太少，我们真的不知道自己的选择是什么。

死后的时刻

一个夏天的晚上，70 岁的退休大学教授萨拉一再告诉她的医生，她有希望的权利，她要开始她的临终关怀护理。萨拉希望很快就能死去，因为她的腹部布满了肿瘤，她的死期也在临近。她的丈夫休说："我希望萨拉死时能比我母亲死时更平静。十年前，我们把母亲带回家，当母亲接近死亡时，时间似乎变慢了。当时情况变得超现实，几秒钟变成了几分钟，几小时变成了几天。然后，在这缓慢的过程中，她突然间就过世了。瞬间，所有一切都急速加快。我们处于一种震惊的状态。我们以为我们已经准备妥当，但这全然不是我们想象的。时间在加速，我的意思是真的在加速，我们和我们的悲伤统统被抛到了后面。

"一切从医生打电话开始，亲戚们都来了，护士也在，亨利叔叔来电话想知道发生了什么，医院太平间的人出现了，把母亲带走了。医护人员来了，我也不知道他们为什么要来。殡仪馆的人要想讨论一下身后的安排。我们还得马上打电话给英国的亲戚，因为他们想参加葬礼。这一切都发生在她死后的 10 分钟内，而我一直想和我母亲单独待几分钟。事情进展得太疯狂了，我知道的下一件事就是，人们把她抬上一张轮床，我都没有跟她说再见。

"我不想在我走的时候发生这种事。"萨拉温和地说。

我向休和萨拉保证，我们可以尽一切努力使事情尽可能平静。两天后，这位善良的女人在凌晨 0 点 20 分去世了。休和他们的大儿子已经在那里待了好几个小时，凝神于她的每一次呼吸。她死亡的那一刻，护士打电话给她的医生，让他知道发生了什么事。在加利福尼亚州，如果死亡原因是已知的，而且死者在过去的 60 天内被一名医生检查过，医生通常会在死亡证明上签字。这样，死亡不属验尸官的立案范围，因此，医护人员和警察就无须介入。医生被问及是否由值班护士宣布萨拉的死亡以及他是否愿意在死亡证明上签字，他都同意了。一旦他同意，医护人员就可以移除萨拉身上插的管子了。

我向休和他的儿子解释了情况，包括护士在做什么、为什么要这样做，还补充说："我知道你想打电话给你的另外两个孩子。你需要多少时间让他们过来？"

在他给两个孩子打了电话之后，我给殡仪馆打了电话，告诉他们，家人要他们等两个小时后再移走萨拉的遗体。很多人没有意识到，你们可以要求殡仪馆等一段合理的时间，最多两三个小时，然后再让他们来接你们的亲人。这使得家人有时间得到通知，并进行最后的告别。对有些人来说，这在一起的最后时刻非常重要，比葬礼或追悼会上的任何时刻都重要得多。这片刻时间让亲人挚友有时间适应已经发生的事情，并花一些私人时间陪伴逝者。许多人觉得这让他们在追悼会慰问之前获得了情绪的释放。

通知了殡仪馆让他们两个小时后到，然后我告诉休和他的儿子，护士和我"要整理一下，请你打电话通知亲友。我们几分钟后会进来请你们"。趁他们出去打电话的时候，护士切断了萨拉的静脉输液和其他机器，把医疗设备尽量从床上移开。她换了床单，用一张新的床单盖住了她，我用手指合上了她的双眼。在其他情况下，我见过护士为死者洗脸或梳头。临死的人在死前经常会发高烧，可能会焦躁不安或过于疼痛敏感而无法得到适当的梳洗。通常，如果周围有新鲜的花束，我会把它们放在床头柜或床上。

我把休请回房间，让他与萨拉待在一起。当我在死亡时刻或死后不久时在场，我就尽力确保让每个人都有一些时间与逝者独处，如果他们想的话，我经常鼓励他们触摸他们的所爱之人或与他们讲话。许多人不知道他们这么做是“被允许的”。他们通常不太敢问，但如果得到“许可”，他们会非常感激。单独在一起的最后时刻，让人们清楚地感觉到，他们的亲人此刻已经过世了。

休和萨拉互相称对方为“邦尼兔”，因为在他们交往的初期，他们会在对方的嘴唇上轻轻地啄一下，他们称之为“兔子”之吻。朋友们听到他们互相称对方为“邦尼兔”，就开始叫休和萨拉“邦尼兔子们”，就像称呼他们的第二个姓氏。他们互赠对方兔子日历、钥匙链、小兔玩偶和其他物品。很快，朋友们也开始这样做。在他们一起度过的许多年里，他们积攒了你能想象到的最多的兔子收藏品。现在，休最后一次和妻子单独待一段时间，告诉她他很高兴她不再痛苦，不再生病，她现在很平静。他说：“邦尼兔，我们养育了很棒的孩子们。别担心他们或我，我们会没事的。有你这么好的妻子和母亲，我们怎么会过得不好呢？当我死的时候，我希望你会在那里等我，给我一个兔子之吻。”

当时在场的儿子和另外两个后来赶到的孩子都分别和母亲道别。然后，全家最后一次聚在萨拉周围抚摸她，泪眼婆娑地相互安慰。

后来殡仪馆的人来了，我向休、他的孩子们和亲属建议，在移走萨拉的遗体时，他们可以到远处的房间等待。我向休保证，我会照看她的遗体。在另一些情况下，亲人们更愿意时刻都守在现场。许多人觉得看着遗体离开是非常令人不安的，温暖的记忆会被推出来的冰冷的尸袋所替换。

克里斯托夫·兰登学会了尊重，并且花时间和他所爱的人在一起。他希望自己的经验能帮助他人去陪伴。“我父亲的死和我们想的不一样，不是我们能计划和预知的。”每个死亡都像一个指纹，具有其独特的个性。有一些普遍的主题和情感倒是可以讨论，但当你置身其中时，当你的所爱之人濒临死亡时，我认为就只能跟着自己的心和感觉走了。

“他死后我们花了很多时间陪他。在我们的房子外面媒体蜂拥而至，还有直升机和带着长焦镜头的摄影师，我们知道他们要拍什么。但我们要确保他对隐私的需要得到尊重。我甚至不记得每一个参与的人了，但他们当时都在忙于各种事情，比如打开门铰链之类。他们正想办法让灵车尽可能靠近房子，那就花了很长时间。

“当媒体骚动不断的时候，我们坐在父亲的遗体旁。外面的一切越乱，我们和他心贴得越近。对我们来说，这是一次美好的经历。我们只是和他坐在一起。我们讲述了他的故事，我们发现自己时而哭泣时而欢笑。”

最重要的事情是要记住，在这个困难的时刻，你们可以花时间和逝者共度一段安静的时光。除非事关验尸官的案子，否则你们可以花时间聚集家人来致哀。

一旦过世者被移走，许多家庭和护士喜欢铺床，整理房间，也许还会在床上摆上鲜花。他们这样做是因为人们的注意力往往在床上，想看看他们的亲友最后所在的地方。

我们怎样道别

仪式是我们生活中重要的组成部分。它们标志着转折，是人生礼仪。我们有许多非常有意义的仪式——婚礼、成人礼、坚信礼和临终圣礼。也许其中最重要的是葬礼仪式。在葬礼上，人们最后一次讲述逝者的故事，帮助我们接受死亡的现实。它也可以帮助我们度过哀悼的过程。举个犹太葬礼上的例子吧：所有的亲人和朋友，要一个接一个地拿起一把土铲，把土抛洒在棺材上。这是完结，帮助哀悼者接受逝者已故。它也被认为是爱的最后表示，因为这种善意是无法得到回报的。

我们的葬礼仪式有许多要素，包括将遗体从死亡地点移走、清洗遗体、防腐、瞻仰遗体、举行葬礼、立墓碑或其他纪念碑。

这些也许对我们很重要，也许不重要。在艺术家凯文去世之前，他的朋友们问他想要什么样的纪念。他的回答很具有典型性：“我不在乎。我要死了。这要由我的朋友们来决定他们需要什么。”凯文死后，他们决定为他举行追悼会。“我们这么做是为了我们自己，”一位朋友说，“我们聚集在一起向朋友正式道别是我们致哀的一个重要部分。”

在不同的文化和时期，朋友、家人甚至是很希望死去的人都会哀悼死者。这种方法在一份名为《死于安详的艺术》（*The Art of Dying*）的文献中有所表述，这份文献为1348年的欧洲黑死病肆虐时期所写。人们在生前就计划好他们的纪念碑，就像演练他们的婚礼一样演练葬礼。在那个瘟疫肆虐的年代，他们相信，如果他们能够更坦然地面对自己的死亡，死亡的过程就会容易一些。

有些人更喜欢强调失去的感觉，于是寻求一种共同分享他们那种失去的感觉的方式。当他们有着难以言表的深切悲伤时，就常常借助圣经中的段落或诗歌来表达。有些人则不愿强调哀伤和悲痛，相反，他们想要相信，他们关爱的亲友在某种意义上获得了永生。

在过去的几年里，我看到越来越多的人尝试用创造性的、独特的方式来强调他们的亲友活着时的生活而不是他们的死亡。在某些情况下，悲伤的纪念仪式已经被庆祝死者生命的聚会所取代，但有时奏效，有时效果却不好。我去过非常喜庆的庆祝聚会——用气球和逝者的照片来装饰，播放着逝者生前最喜欢的音乐，人们轮流讲述关于逝者的有趣故事。当我们离开这些庆祝活动时，对逝者有了一种真切的感觉，感激当初认识了他们，就好像他们把一份快乐当作离别礼物送给了我们。我也参加过一个没有人气的庆祝活动，真不明白为什么要这样庆祝，不如举行个追悼会更好。对某些人来说，聚会或庆祝是亵渎神灵，或者是令人震惊的、失敬的。而有些人却认为，这是所能给予逝者的最大荣耀。什么最适合要取决于你们自己的决定。

庆祝生命的聚会并不是唯一的新创意。佛罗里达州的彭萨科拉市是少年殡仪馆的总部，这里大概是全美唯一一个专为那些难以下车进入教堂的人设计的免下车服务窗口，可以让人用独特的方式观看未合上的棺材，使用它的人得以非常肃穆地向他们的朋友表示最后的敬意。

不幸的是，我们的悲痛在计划葬礼的过程中会被大量的细节所淹没。对于那些忙于筹备葬礼的人来说，这很平常，以至于他们没有时间去悲伤。有时，悲伤被故意放置一旁或被利用。比如鲁道夫·瓦伦蒂诺在纽约参加他最后一部电影《酋长之子》的首映式时意外去世。他在医院死于腹膜炎。从这位 30 多岁的年轻演员的职业生涯中赚了数百万美元的工作室，策划了一场群众活动，他们把他的遗体带离医院，安排他的遗体在纽约供人观看，然后通过铁路转移到洛杉矶，在那里安排了另一场群众活动。所有这些都是为了美化他的形象和宣传他的电影。就工作室而言，事情进展得很顺利，直到最后一刻，他们才意识到没有人为他安排好最后的安息地。一位朋友把家族中他的一小块土地给了瓦伦蒂诺，才解了那天的难。

真正的葬礼仪式，无论是传统葬礼、火葬、南方爵士乐的葬礼，还是驱车穿过殡仪馆，最重要的是葬礼上所体现的精神。大多数人想要的是反映逝者的生活方式，尊重逝者想要被对待和被记住的方式。

最后的安息之地

我们如何对待我们亲友的遗骸，反映了我们对他们和他们生命的情感。我们强化了这样一个概念，即他们的生命是有意义的，我们竭尽全力为他们的生命画上一个圆满的句号，尤其是如果他们的生命是以悲剧的方式结束的，我们更当如此。我们会以“适当”的葬礼或火葬来纪念他们的生命。我们这样做是为了他们，也是为了我们自己，因为它对于我们意味着一种终结和完成。许多遇难者的尸体在悲剧中被摧毁，他们的家人和朋友描述了在没有遗骸的情况下致哀和找到终结感有多么的困难。让他们安息对我们这样的还活着的人有利，因为它能帮助我们找到结点。我们以此向死者致以最崇高的爱。

我们尊重亲友的遗体，将他们安葬在他们指定的地方，或者我们相信他们会赞同的地方。有些人选择把他们埋葬在家族墓地；另一些人则选择时下越来越受欢迎的火葬。许多人认为火葬是比传统丧葬更实在、更经济实惠的选择，还可以把亲人保存在家里一个特殊的地方。许多人因为宗教原因喜欢被埋葬，这样他们所爱的人就有个地方去探望他们。

许多人选择把骨灰撒到海里或其他中意的地方。露易丝·海把她母亲的骨灰埋在她家后院一棵发芽的小树下。当我们谈话时，露易丝向我展示了这棵树长了多少，告诉我她有多喜欢看着它伸向天空。还有一些非传统的个人遗骸处理方法。蒂莫西·利里的骨灰被撒到了外太空。我认识的一个女人不知道如何处置她母亲的骨灰。她向一位朋友讨教，朋友让她把骨灰安置在她母亲最喜欢的地方。于是，这个女人小心翼翼地把她母亲的骨灰装进她的手提包里，开车到比弗利山庄，在她母亲最喜欢的高档百货公司里度过了一个下午，然后，把她母亲的骨灰撒到了花草树木中！我讲这个故事是为了说明，人们的做法各有所异，但我不建议你触犯任何法律。

有些人不太关心自己最后的安息之地，而是选择帮助社会，或者试图重返社会。他们把自己的身体捐给医学研究，或者把遗体低温冷冻，希望在将来的某个时候解冻再恢复生命。

有时，当没有尸骨可以埋葬或者你的所爱之人被埋在远方时，还活着的人们会感到心里空荡荡的。他们想要有个地方可去，一个能代表或让他们想起逝者的地方。许多墓地对这个问题都提供了一个解决方案：提供一个衣冠冢，即一小块地，人们可以在那里放一块纪念牌匾或竖一个墓碑，你可以“看望”

你们的所爱之人。有时，我们并不知道某个人被埋葬在哪里，但我们愿意向他们致敬。因此，我们常见人们把鲜花放在一个人被枪杀或在车祸中死亡的地方。这是一种向死者表达敬意的方式，通过纪念他们的死亡来纪念他们的生命。位于华盛顿的越战纪念碑也是出于类似的目的，为没有尸骨下葬的阵亡将士而建，方便他们的所爱之人向他们表达敬意。

不管最终葬在哪里，葬礼的风格如何，我们都应该做对我们和过世之人有意义的事情。

我们怎样纪念

当我还是个小男孩的时候，我的表姐西尔维亚告诉我，我们能送给亲人最美好的礼物，就是记住他们，这是对他们最大的敬意和尊重。例如，犹太人在他们所爱之人去世的周年纪念日里会点一支能燃烧 24 小时的长明蜡烛纪念他们。在天主教堂，人们会举行弥撒纪念亡者。

我们也会用不太正式的方式纪念。斯肯尼又高又胖，有一家以自己名字命名的酒吧。斯肯尼死后，他所有的朋友，包括他最好的朋友罗德尼，都花了一整天时间待在斯肯尼酒吧，为他们的好友干杯，并讲述他生前的许多趣事和善行。起初，罗德尼的妻子对此感到震惊。她认为，在他们的朋友还未下葬前就在酒吧喝酒是极为不敬的。但她一个朋友向她解释，男人们所做的事十分得体：他们坐在曾经和他多次一起坐过的地方，喝着他们曾经和他一起喝过的啤酒，共同回忆这个人，表达对他们的朋友的敬意。“如果我们有朋友过世，也一样，”她这个朋友说，“我们是意大利人。我们会做饭。我们会聚在厨房里一起做饭，谈论他。我们的纪念就是做他活着时经常和他一起做的事，即便他已经不在了。”

纪念我们的所爱之人不会让人感觉到病态。艾德的咖啡店是洛杉矶一个很受欢迎的午餐地点。艾德和他的妻子管理艾德咖啡店已经有 37 年了。后来艾德去世了，他的妻子退休了，他们的女儿现在经营着这家小咖啡店。她在墙上贴满了海报大小的艾德照片。如果我对你说：“我们去一家咖啡店吃午餐，墙上挂着一个死人的照片。”你会觉得又恐怖又病态。但是对于顾客来说，艾德的照片很美好，使这个地方充满了温馨的回忆。一位从开店那天就一直光顾的顾客和我分享道：“如果没有艾德，就不是艾德咖啡店了。我们都想让他的照片一直挂在墙上。”

有时，在日常生活中，我们会睹物思人。这个物可以是任何东西，从他们喜欢吃的水果到一些更为独特的事物。我问过克里斯托夫·兰登，他怀念他的父亲迈克尔：“在电视上看到他时会五味杂陈。一开始还惊到了我。我经常开着电视睡觉。在他死后，我有几次都是被他的声音惊醒，然后又意识到他已经不在了。

“如今，还有一些美好的事情。我下班回家，可以打开电视看他。我可以打开电视看我父亲工作。我很清楚，我看到的不是我父亲本人，我看到的是他扮演的角色。但这种方式——看到他赖以为生的作品，让我仍然记得他。

“有好长时间我不再每天都想他，至少没有意识到在想他。有时候，如果有什么东西让我想起他，他就会突然间闪现一下。然后，有那么一些时刻，在忙碌的日子里我猛然停下来，就会想起他，那些感觉会一下子把我拉回到过去，我就很想念他。”

虽然我们大多数人不会像克里斯托夫一样，在电视上可以毫不意外地看到自己的亲人，但我们会发现自己和他的情况相同，某些事情也会意外地让我们想起我们的亲人，就像他一样，我们也会想念他们。

有时我们不需要做任何特定的事情来纪念我们的所爱之人，而是代替他们。记住他们是怎样的人，支持他们的立场，以表示我们对他们的爱和敬意。我最近参加了肖恩的婚礼，她的哥哥罗恩生前和我一直是好朋友。当我站在那里看着美丽的新娘走过过道时，我想起了她心爱的哥哥罗恩。我想知道他是否能通过我的眼睛看到他妹妹的婚礼。他的妹妹，也就是新娘，觉得我和他其他的朋友代表了罗恩。

我在参加珍妮的更改国籍仪式时也有类似的经历。她和她的朋友史蒂夫不久前从他们的家乡澳大利亚来到洛杉矶。这两个“澳大利亚人”一直是最好的朋友，可后来史蒂夫英年早逝了。我知道这一刻对珍妮有多重要，对史蒂夫又意味着什么。

当我看着珍妮宣誓效忠美国时，我觉得史蒂夫那天和我们在一起。很多人觉得人死后真的可以通过我们的眼睛看，并与我们一起参加活动。

仪式

许多人都想知道当他们的所爱之人去世时，他们该怎么办。你能做到的最好的事情就是真实地面对你自己和你死去的所爱之人。在这段时间里，大多数人会从基督教、犹太教以及其他信仰体系的仪式中寻找到慰藉。

你的心很少会将你引入歧途。如果你的心告诉你要遵循所爱之人信奉的宗教所规定的埋葬和哀悼的规则，那么就遵从。每个人都应该得到一份尊重其信仰的纪念。你越偏离常态，越会遭遇来自他人的阻力，但要跟随你的心，真挚地对待你的所爱之人。我记得我父亲有多么喜欢他给他自己买来庆祝生日的那件蓝上衣和粉红色衬衫，但那次成了他最后一次生日庆祝会。当葬礼顾问建议我带一件白色衬衫给我父亲下葬时穿时，我说他穿蓝色上衣和粉红色衬衫会更好。“我父亲就不是一个穿白衬衫的人。这最后的一套衣服，我要选他喜欢穿的。”

在举行涉及死亡和葬礼的仪式时，人们很容易拘泥于“正确的方式”。其实没有什么正确的方式，只有你要采取的方式，或者你们已故的所爱之人想要人们待他的方式。然而，仪式给我们建立了架构，它起到了很大的作用。

接受你自己的感觉。人们有时悄悄地、满怀内疚地、羞愧地或是困惑地告诉我，他们为所爱之人的去世感到快乐。我要指出，这没什么好羞愧的。我们忘记了死亡给我们带来的痛苦。当我们意识到他们不再痛苦、不再受伤害、不再生病、不再难受或遭罪时，我们自然会感到解脱。我们的快乐在于，那个压在他们和我们身上的关于痛苦、负担、疾病的大包袱已经被卸下了，而不是因为我们的所爱之人离开。你对你的生活回归感到高兴，这是完全合理的。当别人需要你的时候，你慷慨地给予了，现在你很高兴回到你自己的生活，这也是你的所爱之人所希望的。

在葬礼之后，与另一个人谈谈过世的人，用这段时间共同哀悼，与其他人分享你的爱、你的悲伤和你的回忆。为了纪念我们的所爱之人而团聚，分享我们的爱，是送给他们的一份美妙的礼物。

对待那些你的所爱之人留下的东西，就像他们还活着的时候一样爱惜。萨拉死后的第二天，我去了她家。休和他的两个儿子和朋友们坐在一起，而他的女儿则在卧室里收拾她母亲的私人物品和内衣。后来她对我说，这样细心地收拾是因为“这是我敬重她的方式。母亲活着时对她身体的隐私很看重，所以我觉得她死后也应得到同样的尊重。我知道她会想让我来归置她的私人物品，安静地照料它们。”

如果你周围的人比你更加悲伤，那么有很多方法可以帮助他们，比如讲一件逝者生前的趣事，或者给他们家带去一些食物。如果你看到盘子需要洗或者花需要浇水，就去帮他们做。别问你能帮上什么忙。环顾四周，看看需要做些什么就去做什么。如果没有什么可做的，也没有什么感人的故事可讲，那就待在那里。

死亡令人难以接受，尤其当它突然意外地发生时，它就更难应付了。没有警告，没有通知，也没有机会道别。

最近有一天早上，莎伦的留言机上有一条弗洛伦斯的儿子杰基发来的信息。莎伦的亲生母亲在莎伦年少时就去世了，弗洛伦斯就像莎伦的第二个母亲。弗洛伦斯引领莎伦度过了童年，在莎伦十几岁的时候，弗洛伦斯一直陪伴着莎伦。有一次，弗洛伦斯带莎伦去萨克拉门托的音乐马戏团玩，她对小女孩说："我会一直带你去马戏团，直到你长大了能带我去。"弗洛伦斯给莎伦带来了她所缺少的家的感觉。20年过去了，莎伦已经30多岁了，但是弗洛伦斯、杰基和莎伦仍然像一家人。莎伦接到了那条信息，信息简单地说："请马上给我打电话，有紧急情况。"当她听到这句话时，时间仿佛停止了，因为她知道事情很严重。莎伦在一小时内给杰基回了电话，杰基告诉她，弗洛伦斯心脏病发作，很严重，已经过世了。

莎伦惊呆了。她无法相信弗洛伦斯已经过世了，她两个星期前才见过她。前一天晚上，莎伦的留言机里还有那个老妇人的留言。她怎么可能就过世了呢？当杰基问莎伦是否想赶早班飞机到萨克拉门托来见她的遗体，她回答："不，我要去参加葬礼。"几分钟后她回了电话说她确实想去见弗洛伦斯的遗体。她觉得她必须要这样做，否则她无法相信她的朋友——也是她的养母真的去世了。

几个小时后，莎伦站在殡仪馆里那具毫无生机的遗体旁。弗洛伦斯看上去像睡着了，她的身体并未受到岁月或疾病的摧残。"她如此平静地躺在那里，我几乎相信，如果我轻晃她的肩膀，轻唤她的名字，她就会醒来，然后我们一起去音乐马戏团。"

"在我和她独处的时间里，"莎伦说，"我和她道别了。我感激她的善良和爱。我很感恩我能有机会和弗洛伦斯独处。我觉得我得到了一个在追悼会上不可能有的私密的哀悼机会。如果这次我没见到她，我可能会让自己幻想她没有死，假装她只是'离开'了某个地方。这将延缓我的悲伤。这次见面恰好令我面对现实，这也是我所需要的。"

如果你没有这个机会，你可以找到其他私人的方式道别。你可以把时间花在一些让你想起那个人的事情上，也许是你们共同待过的某个特别的地方。你也可以独自静坐，让你的心静静地充满对那个人的回忆。

更好的死亡

我希望你和你的所爱之人能有一个温柔的死亡体验。我相信，通过帮助他人有尊严地过世，我们就是在教导彼此和我们的下一代怎样看待死亡，或许这也能使我们自己的死亡更有意义。我相信我们对死亡越感觉自在，我们就越能活得充实。我相信，诚然，我们大都不喜欢死亡，但我们对待死亡的态度，应该像对待出生那样顺其自然。

在我最后一次拜访伊丽莎白·库布勒·罗斯时，我们谈到了她第一本书的结尾。我一直觉得那本书中有一个美丽的比拟："尽管那些陪坐在临终者身边的人默默无言，却充满爱意和力量。他们都知道，那一刻既不可怕，也不痛苦，而是身体机能的平和停止。看着一个人平静地死去，让我们想起了一颗星星的坠落。广袤天空中无数光芒中的一颗星星，闪烁片刻，便旋而即逝，永远地消失在无尽的夜空中。"

我们把死亡称作黑暗的夜空，但它拥有的实质是勇气、悲悯、神圣和真实。我写这本书，是希望你能在你或你的所爱之人最后的旅程中找到温柔、善良和爱。我相信没有比尊重临终者的需要更好的方式来尊重我们自己、我们的生活和我们所爱的人了。

我自己碰到的最早也是最重要的一次死亡事件就是我母亲的离世，那发生在我 12 岁的时候。在我的记忆中，母亲一直都在与疾病做斗争。多年来，她从医院进进出出，总是在康复，总是充满希望。最后，她躺在新奥尔良的一家医院里，病得很重。父亲和我魂不守舍地在重症监护室外坐了好几天，每隔两个小时才能见到她 10 分钟。那还不是两个小时中的任意 10 分钟，而是上午 10 点到上午 10 点 10 分，然后是中午 12 点到中午 12 点 10 分，以此类推。事实上，医院的管理制度太严格了，以至于当我表姐西尔维亚从波士顿飞过来，冲到医院时，负责时间管理的护士拒绝让她探访，因为她错过了探视时间两分钟，而不得不再等两个小时。护士为了病人的身体着想，严格限制探视时间。对他们来说，照顾没有家人陪伴的病人会更容易些。西尔维亚表姐也是一名护士，她为此很生气。在西尔维亚离开新奥尔良之前，她把“管理时间”的护士叫到一旁和她理论这件事。

护士说：“你不明白，来访者妨碍了我的工作。”

西尔维亚说：“你给你的职业丢脸。”

护士傲慢地回答说：“我还有事要做。”

“我是她的家人，”西尔维亚厉声说，“我也有事要做。”

好在还有许多其他关心人和富有同情心的护士，很多时候都超出她们职责范围地尽心。然而，那是一个严酷的环境。母亲和另外 17 个病人住在同一间病房里，只有一道床帘来保护隐私。但是护士们不喜欢拉上床帘，因为这样她们就看不到病人了。要探视病人还得年满 14 岁，而我当时只有 12 岁，所以我一直担心护士会拒绝让我去看我的母亲。许多护士倒是没有强制执行年龄的规定，但也有少数非常严格。我母亲快死了，我探望她的权利却要经素不相识的人许可。

经过八天的等待和期盼，我父亲和我仍抱有希望，却被告知这次她不可能康复了。医生说我们应该“放她走了”。我们犹豫再三，还是同意了。在下一个探视期到来之前，医生告诉我们她已经去世了。我父亲问我们能不能见她，医生很不情愿地同意我父亲去看她，但说我不能去，因为我年龄太小。但是当护士带着我的父亲去看母亲时，我也跟着去了，那时心里希望自己不要被抓到。

护士把我们带到母亲的床边，她的身体躺在那里，已经毫无生机。我记得当时我在想，她身上的管子和仪器都没了，看上去是多么的平静啊。我还记得最后那几次去看她的时候，有一个呼吸机，她的脸上覆盖着一个氧气面罩，连着三四根静脉输液管，连上透析装置，我感觉是多么的远离她。想象一下，在那种不近人情的公共医疗机构中，任何人，更不要说一个孩子，要找个私人空间与逝者独处，或者与逝者紧密交流，该有多么困难。我终于松了一口气，至少在没有任何机器和管子的情况下，我可以和我的母亲面对面。尽管如此，我还是觉得自己没有什么隐私可言，因为病房里的其他 17 名病人都在场。护士就站在我们旁边，站在我母亲的遗体旁，寸步不离，等着短暂的规定时间结束，好把我们撵出去。

我的眼睛被母亲的手所吸引，我可以在被单下面看到它。我真想握住她的手，抚摸它。我想大声跟她说话，告诉她我爱她，和她道别。但是事与愿违，我站在那里，双臂放在身体两侧，沉默着，感觉在这个无菌的环境里，我没有行动和说话的权利。

也许是因为我要亲近母亲却遭到拒绝，缺少了与母亲的亲密相处，无法终结与母亲的关系，我后来坚持要父亲和我立刻飞到波士顿，因为母亲将在那里安葬。我想马上就去，这样我母亲的身体就不会有一分钟感到孤独。我父亲同意了，那天晚上我们就飞到了波士顿。但到了那里，我才得知母亲的遗体要过几天才会从新奥尔良运来。在这段时间里，母亲的遗体没人陪，而我则倍感孤独。

幸运的是，这种情况是24年前发生的，现在医院的情况已经有所改善。最终，医院认识到家人和朋友对病人来说是“一剂良药”，因此延长了探视时间，更方便人们探视病人。医院现在对待逝者较以往更为尊重。在马克·卡茨医生繁忙的急诊室里，当有人去世时，他还会给其家人留出看望亲人的时间。这很不容易做到。考虑到急诊室的空间和人员都有限，抢救活人才是重点。但是卡茨医生和其他有同样想法的人都认为这样做是正确的。

我父亲是在20世纪80年代末去世的，那时我已经长大成人，从内到外都发生了变化。我下定决心，要陪父亲一起经历一次比母亲更好的死亡。我把父亲带回我的家里，确保他被亲人围绕，时刻有人照护。他过世后，我和殡仪馆商量好了，我早点到他的追悼会现场，我要花时间和他独处，和他坐在一起，在一个私人的房间里，就我们两个人。我没有计划我会说什么或做什么，因为我知道我的情绪会自然流露，一切都会自然而然地发生。

我父亲和我过去常常一起唱歌，所以我又再次唱给他听，就像对婴儿那样，发自肺腑。我独自一人站在殡仪馆内他的棺材旁，唱了一首他过去常常对我母亲唱的歌——《让我叫你甜心》。

虽然我一直认为这是情人之间的浪漫歌曲，但在那一刻，它似乎并不只限于夫妻之间的爱情。“让我叫你甜心。我爱上你了。让我听到你低声说你也爱我。让爱的光芒在你的眼睛里闪耀，如此真实。让我叫你甜心，我爱上你了。”我觉得这就像一首温柔的歌，有一颗甜蜜爱心的歌。现在，当我不经意间听到这首歌时，我就会想起他们，我想到爱，我想到我们所有人，尤其到了生命终结时，都应该得到的善良和关爱。

后记

给临终者的信息

当你在读这本书时，你可能在地球上还剩下最后几个月、最后几天或者最后几个小时。你在我们称之为生命的旅程中走过漫长而曲折的道路。许多哲学理念教导我们，在生命的最后时刻，人们感受和经历的是下一轮崭新生命的种子。

没人知道此后会发生什么，但是如果你朝内心深处、灵魂深处观看，你就会知道，出生不是开始，死亡也不是结束。如果你们回顾，便会忆起，在你今生出世前，未曾有过不存在的感觉，反而觉得自己一直存在，而且将永远存在。因此，死亡不是终结。一旦你死去，就如你所知，你不会再拥有生命，但你仍会继续。你会带上我们所有的爱和所有的记忆踏上你的旅程。你所经历的不会丢失，你的生命也不会失去。无论你对你的生命有什么感觉，无论已经发生了什么，都发生过了，那就是你的生命。试着接受那就是你的生命，就像它本来的样子，不会更好也不会更坏。

随着生命临近尾声，是时候放下你的愤怒和你的爱了。你们工作过，操心过，奋斗过，爱过，笑过，你曾经生气和失望，现在到了休息、放松的时候了。你别无他事可做了。你也别无他法可选了。如果你发现自己变得害怕了，就放松呼吸。你的呼吸会带你去你需要去的地方。要知道，你周围有人可能会哭叫，他们这样做是因为他们不知道该如何道别，他们正在尽力而为。并且要知道，在你心里，你将把你的一部分随你所做的每一件事、遇到的每一个人、所接触的各个生命都留在身后。你也会带走我们的一部分。

如果你仍放不下生活中的对与错，那么要知道，对与错皆已结束。你的生命原本就会有如此经历。生而有因，死亦有因。人出生便完整而纯粹，至善至美，死时亦然。人一辈子跟着时间走，时间不断流逝，现在，时间将不复存在。你将去往我们早就存在的地方。送人出生是神迹，遣人离世也是神迹。我们的一切，对你一切的感知、所给予你的一切的爱，都将是你此行的护佑。你即刻就要启程。祝你一路充满爱、祥和、平安。现在是你回家的时候了。

给活着的人的信息

我明白，看着你的所爱之人逝去对你来说是多么难受的事。这是难以承受的痛苦，这种天塌地陷的感觉是你所知道的任何事情都无法相比的。失去挚爱是我们所有人早晚都要面对的最难过的坎，但你可以做一些事情让自己和周围的人轻松些。

让自己悲伤。你回避不了，也逃不脱，最终它还是会找上你。悲伤是愈合过程中不可缺少的一部分。它会消退，但你必须要经过这个阶段。

别因为你还活着而感到内疚自责。你无须对事情的发生负责。有些事是你无法掌控的，接受这个事实。

让临终的人知道，他们可以离开，没有他们在，你也会安好。你的余生都会想念他们，但如果他们不走，就要继续忍受痛苦，你不会强留他们。

如果你发现自己正在为所爱之人的死亡做准备，不要有内疚感。这是一种自然的现象，这并非是冒犯，也不会加速他们的死亡。但它确实在帮助你准备好应付不可避免的事，这也是对深度痛苦的自然防御。

趁现在还有时间，把想说的话说出来。你可能还有些话要对你爱的人说，或者有些事情要为他做。一位病人告诉我："勇敢地去做。"让你的所爱之人带着开放的心态走吧。

尽你所能，接受正在发生的事情和它所发生的形式。死亡虽然难以理解和接受，但它是生命的一部分。

照顾好自己，让他人来支持你。寻求治疗师、支援小组、你的宗教信仰或来自其他任何方面的安慰和鼓励来使你坚强。尤其在这段压力很大、心神不宁的时期，要努力坚持一种规律的作息。不管你是否相信，这有助于你的生活回归正常，感觉渐好。

最重要的是，要对自己好一点。尽管你现在可能不相信，但随着时间的推移，情况会有所改善。时间会帮助我们治愈所有的心灵创伤，尽管你的所爱之人已不在这个世上，但你会一直保留你和那个人之间的那份爱。那些我们爱过的人和那些爱过我们的人会永远活在我们的脑海和心扉中。

祝你们平安康复。

十周年纪念版后记
——对临终者需要的再思考

幻觉、上路和拥挤的房间

在我多年来和临终者打交道的过程中，我注意到有三种共同的经历，超出了我们解释和充分理解的能力。首先一个是幻觉。随着临终者对这个世界的关注减少，一些人似乎开始观察即将要去的世界。对于临终者来说，看到幻觉是很正常的，他们通常会看到那些已经去世的人。比如，你父亲可能会告诉你，贝蒂姑妈昨晚来看他，或者他可能和贝蒂说了话，当时她就像在房间里一样。

没有必要告诉你父亲那是幻觉，没有必要说因为贝蒂已经死了，她不可能在那里。据我们所知，隔离生死的那道帷幕在生命的最后时刻可能会升起，你的父亲可能接触到那个世界比我们要更多。如果贝蒂姑妈不在那里，那也没什么关系吧?

与其争辩，不如试着问他："贝蒂在说什么？告诉我更多你所看到的。"也许贝蒂是在告诉你父亲，可以准备离开了，或者他们是在回忆一起长大的往事。我听到过人们对他们的亲人说类似于"贝蒂和你在一起太好了"，或者"我知道妈妈会来接你的"，或者"我很高兴杰夫现在和你在一起"。

如果你觉得你死去的所爱之人在你临终时前来问候你是不

可能的或者荒谬的，那就这样想，作为父母，你要保护你的孩子周全，不出危险。在他们上学的第一天，你会牵着他们的手过马路；当他们患上流感时，你会照顾他们。你会尽可能地看着他们走过一个又一个重要阶段。现在时间快进到 90 到 100 年后的未来。如果死后你还继续存在，你收到一条信息，说你的儿子或女儿年纪大了，不久就要离世，他们的内心很惶恐，你被允许去见他们，你会去吗？萝贝塔的母亲看来已经做出了这样的选择。

萝贝塔躺在死亡的临界线上，时而清醒时而糊涂，她的女儿奥黛丽坐在她的床边关注着她。突然，萝贝塔低声说："我妈妈来了。奥德丽，你外祖母来了。她真漂亮啊。"

奥黛丽看了看她母亲的床脚，抬头环顾房间。"妈妈，她在哪儿呢？"奥黛丽大惊失色地问，"我没看见她啊。"

这个快要去世的女人猛然把头转向女儿，仿佛从自己死去的母亲身上收回了视线，严肃地说："你当然看不到她了，她是来看我的，不是来看你的！"

她的女儿完全明白了。

第二个共同的经历是为上路做好准备。鲍勃一直是一家之主，是那个拿主意的人。从指导小孩子们的棒球比赛到经营自己的公司，鲍勃都做得很好。

在他与癌症长期的斗争中，他和自己的医生讨论决定哪种化疗适合他，在决策中他都发挥了积极的作用。当他意识到自己无法好转时，他很快就改变了议程，开始计划他的死亡。他确保他的家人知道他的愿望，甚至和他的爱妻一起安排自己葬礼的细节。

当他卧床不起时，全家人花很长时间一起回忆过去，告诉他，他是一个好父亲和好丈夫。随着日子一天天过去，他睡得越来越多。他会醒来要水喝，或者只是在问他是否疼痛时做出回答。在他临终前几个小时，他睁大了眼睛，对妻子说："一切都准备好了吗？"

他妻子不知道该说什么，回答说："鲍勃，我们都在这里。"

他回答说："我的行李打好包了吗？"

她轻轻地问："什么行李？"

鲍勃说："我上路的行李啊，我差不多该走了。"

他妻子以为他是因为吃了止痛药而犯糊涂。她没有意识到，她的丈夫，和许多临终者一样，需要为即将到来的旅程做准备。

为旅行做准备的现象并不新鲜，也不罕见。死亡可能会被你的所爱之人想象为一次转换或旅程，临终者在他最后弥留之际，并不会把旅行和死亡联系在一起。我还没听过有人说："我必须为死亡之旅收拾行李，或者做好准备。"在他们的脑中，旅行关联的仍是生活。即使死亡是一生仅有一次的旅程，他们也不做这种联想。

许多人没有意识到这种旅行的感觉是临终关怀历史的一部分。在中世纪，临终关怀机构是旅行者寻找避风港的中转站，是为旅行者提供支持的小绿洲。旅客休息过后，恢复了体力，再继续他们通往圣地的漫长而疲惫的跋涉。有些人在旅途中病倒，徘徊在死亡之门的门口，被此地迎进门，被赠予被褥、食物，并受到慈悲关怀。也许很多现代临终关怀机构并不了解这段历史，但其原型仍然植根于临终者的潜意识中。不管起源是什么，临终的过程可能是我们进入最终旅途前需要的歇息。

对于临终者来说，这段旅程的形式是多样的。对某些人来说，可能是以关心行李和旅行票证的形式出现，而对另一些人来说，则是一切都在准备中。某些疾病，如晚期癌症，有一个非常清晰的轨迹，有高峰和低谷，并在最终衰退，这是可以预测的。其他疾病，如心脏病和肺病，则可能健康状况时好时坏，然后突然死亡。

艾伦 50 多岁了，是个很活跃的人，在他生命的最后十年里一直患有肺病。在他生命的最后几周里，他一直感到疲惫不堪，需要吸氧的时候越来越多，于是他尽量待在家附近的地方。一天早上，他醒来的时候，精力充沛，洗了澡，刮了胡子，穿上他最喜欢的西装，还打了领带。他给几个朋友打电话，让他们来接他去吃早餐。他们来时惊讶地看到他穿得如此讲究。他们就问他今天有什么特别的事情。他说："我醒来时感觉很好，觉得今天会有所不同。"

他们吃了一顿丰盛的早餐，他的朋友们都很高兴能和他聚会。他们载他回去。下了车后，他走进自己的公寓，想小睡一会儿。于是他把大衣整齐地挂在床边，躺下就死去了。他的朋友们对此并未感到震惊，因为他们早就料到了。起初，他们对他精心打扮感到惊讶，后来他们意识到，有些人在飞机上会穿运动衫，有些人旅行时则要打扮一下。艾伦显然属于后者，他要确保在最后的旅程中他看上去非常体面。这些旅行在我们看来是出发，但对于临终者来说，则有可能是抵达。

我经常看到的最后一个现象是拥挤的房间。一天下午，我到一个病人的病房去看望这个叫作爱丽丝的病人和她的丈夫鲍勃。护士告诉我，鲍勃刚去机场接他们的儿子，儿子正乘飞机过来陪伴他临终的母亲。当我走进房间时，我发现 79 岁的爱丽丝在打瞌睡。我坐在她床边的椅子上。几分钟后，当我起身要离开时，我听到一个轻柔的声音问："这些人都是谁？"

"这儿只有我一个人，"我说，"您是在做梦吗？"

她睁开眼睛："大卫，我没做梦，你看看每个人。"

我问她："您都看到谁了？"

她在床上挪了挪身子，说："为什么这么多人挤在这儿？"

当我第一次从一个临终者那里听到这种感知时，我感到迷惑不解，但我很快就明白了这是个普遍的现象，还有它可能的含义。一而再，再而三，我经常听到病人或临终者躺在空荡荡的医院、安养院和卧室里，却说看到满屋子都是人，反复重复的词语就是"拥挤"。

他们的家人经常听到这种话，并将其归结为药物作用或痴呆，另一些人则认为这是死亡过程的一部分，它伴随着大脑缺氧。我观察过那些被注射过吗啡或呼吸能力减弱的病人，他们在临死前几分钟，都看到过房间里很拥挤。但我也见到过那些没有服用任何可能改变他们意识的止痛药的病人，他们在死前几天或几周也经历了这种现象。

我终于开始明白，那些临终者并不一定是因为产生幻觉才看到一个已故的亲人。相反，他们看到的是一屋子的人。有时，他们会一一告诉我这些人都是谁，而有时，他们只能认出其中几个人。

有一次，一位医生打来电话请我去看看他的病人。这个病人叫希尔，是当地一所社区学院的科学教授。医生在语音信箱里留言说这个人有很多问题，也许我可以帮他。当我走进希尔先生的病房时，我在想他会有什么样的问题。80岁的希尔先生告诉我，他是个鳏夫，妻子已经去世十年了，他现在已经退休了。他提的第一个问题是："告诉我，我的身体将怎样关闭呢？"

我们讨论了他的病情，以及他的身体到了某一特定时刻会怎样停止运作。我看得出他身上老师的职业特点，他想要了解他将会经历的各个方面。他询问了他正在接受的各种静脉输液，他想知道他在临终时是否还能进食。我意识到，他问的食物问题就是在问，他在弥留的最后几天里，给他喂食是否还有意义。

我们谈了大约20分钟后，他向窗外瞥了一眼，好像在犹豫有个问题是否可以直接问。

我问道："想问什么呢？"

"昨晚我看到了一些道理上说不通的事情。半夜我醒来，看到房间里挤满了人。我不知道发生了什么事。我知道那时候不会有医生带着学生查房。接着，我看到了我太太的脸。突然间，我意识到我的父母和她在一起，然后我看到她的父母也和她在一起。你知道这些人都死了吗？我看着他们的脸，他们源源不断：一位工作上的同事，五年前死于癌症；一位学生在20年前的一次车祸中丧生，当时他还是大一新生。房间里挤满了老人和年轻人，大多数我都不认识。"

如果我们能接受在我们的生命结束时有一个人来迎接我们，那么我们能否接受有很多人来迎接我们的可能性？医院的产房外很少只有一个家属在等待分娩，通常所见的是挤满了亲朋好友来迎接新生命的诞生，而新生命并不知道所有这些人都是为自己而来。难道这些来者不会为逝世而再次聚集吗？

希尔和我谈得更加深入，我要求他开始点出他认识的已经过世的人。他说："我妻子死了。"

我说："那是一个。"

他补充道："我的父母和我的岳父母。"

"到目前为止，一共有五个人，"我说："你还提到了你死去的同事和一个在20年前死于车祸的学生。到目前为止一共有七个人。你认识你的祖父母吗？"

“是的，当然，”他说，“但他们很久以前就去世了。”

“他们是哪里人？”我问。

“波兰，”他说，“我的祖父母和他们的兄弟姐妹一共九个人，在五年间相继来到美国。他们中的一些人在我出生前就去世了，到我 10 岁的时候他们都过世了。那时人们去世时要比现在年轻得多。”他对我讲时，就好像我是他班上的一名学生。他停了一会儿，沉浸在记忆中。

我说：“那就有 18 个人了。这房间够挤的啊，让我们不要停。你教书多久了？”

“我教了 40 年书，然后退休了。”他自豪地说。

他知道我要说什么。我说：“我敢打赌，有一些学生已经死了，而你不知道。大多数学生的父母都和你有过交流，他们也不在了。”

我微笑着说：“我敢打赌这个房间确实很挤。”

他点了点头，安心地躺在他的枕头上，仿佛一个复杂的问题终于得到了答案。

我们只是没有完全把握到我们接触过多少生命。我们不记得某些人或者没见过他们。所以当一个人临终的时候，往往是“房间里站满了人”。事实上，我们从不会孤独地死去。就像我们出生时，慈爱之手会迎接我们，当我们死的时候，慈爱之手也会拥抱我们。

在生与死交织的花毯里，我们不一定总能想到所有在我们之前到来的人，我们所有的祖先。我们是这个花毯里织出的最新一部分。在死亡中，我们可能开始看到与过去的联系，那是我们生命中错过的部分。

对活着的人来说，死亡可能看起来像一种损失，而对于临终的人来说，它可能不是虚无，而是充实。无论死亡是用什么方式展露给我们，无论来生是否包括上路、幻觉或拥挤的房间，它将继续是个谜，有时候，我们能做的只是拥抱未知和无解。

与作者大卫·凯斯勒的访谈

问：最初是什么吸引你进入这个领域的？

我母亲在我童年的大部分时间里都有健康问题。1973 年新年前夕，我走进一直有病在身的母亲的卧室，亲吻了她一下，说："今年您会好起来的。"没几天，她就从我们当地一家小型退伍军人医院转到了一家规模更大、设备更好的退伍军人医院。

当我们还有钱的时候，有时我父亲和我住在医院对面的一家旅馆里。自从母亲住进重症监护室后，我们大部分时间都在医院的大厅里坐着。一天早上，我们正要出门去看母亲，酒店大厅里突然出事了。人们四处逃散。有人开了枪。楼顶上有个狙击手。几秒钟后，到处都布满了警察，人们慌忙跑进大楼里躲避。

我们终于去了医院，赶上了上午 10 点的探视时间，见到了母亲。一小时后她孤独一人时离世了。医生很不情愿地同意让我父亲去看她，但说我不行，我太小了。当护士带我父亲去看母亲时，我还是跟进去了，祈祷我不要被抓住。

护士领我们到母亲的床边，她的身体当时已经毫无生机了，但我至少可以与身上去掉了管子和机器的母亲面对面了。尽管如此，我还是觉得没有什么隐私，因为病房里还有其他 17 个病人。护士就站在我们身边，站在母亲的遗体旁，一刻不离，就等着短暂的规定时间结束，好撵我们出去。那天还没有过完，我们就上了飞机赶往我母亲将要下葬的地方。

我知道死亡不应当是这样的。现在我的生活似乎是多种职业的混合，包括我为临终者工作，我作为警察心理创伤小组的预备役军官做志愿者工作，我还参加了红十字会关于航空灾难的工作。考虑到那天我母亲的死亡、警察的工作以及我在航空方面的第一次经历，我的生活和工作都是有意义的。

如今，我成了一个可以帮助那个处在困境中的孩子的人。我的职业生涯生动地证明了，我们教的东西就是我们需要学习的东西。

问：是什么使您把书名从《临终者的权利》改成《临终者的需要》（英文版原书名）？

当我在 1995 年开始写这本书的时候，我把这本书的书名定为《临终者的权利》，并于 1997 年以此书名第一次出版。但我发现这个书名并没有很好地与它想要帮助的人产生联系。

读者们和我分享了他们对这本书的内容的想法。他们也反映了不喜欢原来那个书名——《临终者的权利》。许多人告诉我，他们并不觉得自己是在为自己或者所爱之人的“权利”而战，而是想要满足自己或所爱之人的“需要”。满足需要在生命的最后一章中变成了爱的行动。权利抑或是需要，这似乎只是一个语义学的问题，但我听读者们说，“权利”听起来像是在呼吁战斗，而不是让人得以抚慰的途径。起先，我不想改书名，试图让这本书保持原样。然而，有越来越多的人阅读它，推荐它，我听到这样说的也越来越多：“不要因为书名而却步”或“尽管书名如此，我还是买了这本书”。如果书名中的一个词不符合书的内容，会成为一些人接触它的障碍，唯有改书名才合乎情理，就像你打开一扇门的锁才能让人进门一样。在这种情况下，与其说它是一道上了锁的门，不如说是一个房间需要更大的门。新书名“临终者的需要”就是那个更广阔的入口。然而，我仍认为，临终者的权利列表很有力量，所以我仍包含了那部分原始列表。我们的社会显然会继续热烈讨论临终者的权利。

问：你认为人们应该从特丽·夏沃的死亡权一案中吸取什么教训？

2005 年，特丽·夏沃的名字和死亡权成为家喻户晓的事件。无论你站在争论的哪一边，有一个信息是很明确的，那就是不管内容如何，要确保我们的愿望得以实现，必须要有生前预嘱。不仅如此，我们也了解到，口头预嘱没有用，如果你没有和那些关爱你的人清晰说明并讨论，即使是写在纸上的书面生前预嘱，也无效。

问：临终关怀在过去的十年里发生了怎样的变化？

当美国的临终关怀刚开始被纳入医疗保险支付时，化疗方式还很少，透析机和呼吸机都很匮乏，这是需要记住的重要一点。

现在，我们在医学上取得了许多进步，生与死之间的边界变得更加模糊了。临终关怀机构过去只会在病人用尽一切方法并准备放弃任何治疗以及输液或营养后才接纳他们。现在，有些临终关怀中心正在放宽他们的入院标准，允许接受临终关怀的病人使用抗生素和其他姑息性的治疗。这些姑息性治疗虽然不能治好病人，但可以安抚病人并缓解他们的一些症状。这种把一些治疗扩展延续到人生命最后几个月的做法，导致了医学的一个新专业——姑息疗护的诞生。

问：什么是姑息疗护？

姑息疗护，也称为舒适疗护，主要是通过症状和疼痛管理来减轻临终病人的痛苦。我们的目标不是治愈，而是缓解痛苦，并在病人的有生之年使其尽可能长时间地维持尽可能高质量的生活。周全的姑息疗护方案包括疼痛和症状管理以及解决情绪和精神需要。重点不在于死亡，而在于对活着的人心怀慈悲地进行专业疗护。跨学科团队模式非常适合姑息疗护，它为病人的各个方面和陪着病人走完终程的人提供支持。

姑息疗护可在医院里进行，治疗可同时持续，也可以在家中提供临终关怀。和临终关怀机构一样，姑息疗护令人称道之处也在于，它是为满足个体需要而量身定制的。它不一定局限于生命的最后几个月；相反，在许多情况下，它可能服务于生命的最后几年。

问：你的下一个目标是什么？

我总是被我们社会中的弱势群体所吸引。在与穷人打交道的日常工作中，他们的需要得不到满足，让我感到挑战和沮丧。我的试金石和成长与学习的地方就是和病人一起工作。我最喜欢的一部分工作就是教学，我现在仍在会议上讲课，也会举办为时仅一天的小型研讨会。

我的书是从我正在做的工作中产生的。例如，库布勒·罗斯和我看到临终者在他们的生命走到尽头时所学到的课程既精彩又深刻，使我们深受吸引，所以我们希望把这些课程传递给那些仍然健康和年轻的人，以改变他们的生活，因此我们一起写了我们的第一本书——《人生课程》（*Life Lessons*）。当库布勒·罗斯到达她生命的终点时，正好符合我们最后合作的书的书名——《论悲痛和悲痛的过程》(*On Grief and Grieving*)。

我想要继续写与人们生命最具挑战性的时期相关的我的日常经历。我希望我的主要关注点仍然是临终关怀。我也在写另一个对我来说非常关心的话题——复杂的收养世界，这是从我的两个儿子那里获得的灵感。我未来的书将一如既往地出自这些我有幸参与的、深刻而感人的人类生死经历。

伊丽莎白·库布勒·罗斯之死

2004年8月24日，伊丽莎白·库布勒·罗斯去世。在她最后一次呼吸后，我抬头看了看钟，并在晚上8点11分宣布了死亡时间。我不得不说，如果我自己没在现场，我可能不会相信。显然我不是唯一这么想的，许多人都这么想，在某种程度上，他们认为她是不朽的。她总是说，当她“过渡和毕业”时，将是值得庆祝的时刻，因为她将“在银河系的群星中起舞”。

不过，对我们这些非常亲近她的人来说，这是一种失去。我会想念多年来和我在一起的那个活泼、有趣、善良、才华横溢的人。失去伊丽莎白对我来说是一种难以言说的复杂悲痛。她是一个学识博大精深的女人。看到她一天天、一点点地死去，对我无疑是极大的挑战。有时在我们工作的时候，她看起来很疲惫，但如果有什么地方写得不顺畅，她立刻就会振作起来。

她热爱工作。她一直想做得更多。一投入到工作中，她头脑就敏锐起来。现在她走了，我非常想念她。然而我也知道，她活着时，困在房间的床上，受制于那个失去功能的身体，死后她找到了生命中无法获得的自由。

每当我们工作一段时间后，我离开伊丽莎白时，我总想着这也许是我们最后一次一起工作了。我们的工作就是保持与时俱进，要知道生命并非有所保障。在过去的几年里，伊丽莎白多次病重，我总是意识到她享有的时间是多么不稳定。

伊丽莎白总是说："倾听临终者说话，在他们即将离世时，他们会告诉你你需要知道的每一件事。但这很容易漏掉。"

伊丽莎白在帮助我完成我的第一本书之后，感到她的任务完成了，甚至在书的封面上写现在是"她面对死亡的时候了"。在写完《人生课程》之后，她说她的任务已经完成了，但是我们又一起写了第二本书——《论悲痛和悲痛的过程》。

伊丽莎白说过好多次她已经准备好离世了，但她仍然活着。她说："我知道，如果我对现状不再生气、焦虑，而是随遇而安，那我的直觉就会告诉我是该走的时候了。我已经走到一半了。我要学的两个课程，就是耐心和接受爱。过去的九年教会了我耐心，随着我日渐虚弱，越下不了床，我就越懂得接受爱。"

"我一生都在培养别人，但很少让自己得到培养。我知道，当我终于到达接纳自己的境地，我就能出发，飞到此生以外的地方，突破它的局限。我并不假装理解我遭受的痛苦，我因此生上帝的气。我对上帝如此地愤怒，我已经在椅子上待了九年了。所以我说，还有第六个阶段——'对上帝愤怒的阶段'。当然，对上帝生气只是愤怒阶段的一部分，这都是我自己预期的悲伤。我知道他有个计划，也知道他为我做了适当的时间安排。当时辰到了，我会点头同意。然后我就会破茧成蝶，飞离身体。我将亲历我多年有幸教授的学说。"

伊丽莎白是关于死亡和濒死过程的传奇专家，也是我见过的最有活力的人。她喜欢别人叫她伊丽莎白，介绍她为伊丽莎白·库布勒·罗斯对她来说太正式了。她自称为瑞士乡巴佬，但这位朴素、平凡的女人一生却做了不寻常的事。在与临终者打交道的工作中，她为所有不能为自己说话的人发声。她挑战了极限，不止去了解临终者，还邀请他们讲话，请他们做我们的老师。

我记得我以为我会在埃及的一个关于死亡和濒死过程的国际会议上第一次见到她。但会议并没有举行，因为她中风了，没有成行。几个月后，我打电话问候她怎么样，并说："我希望我们能有机会碰个面。"

"星期二怎么样？"她回答。

这是一个能成事的女人。这正是她在职业生涯开始时就需要去做的，在一个没有人愿意去探索的生命领域。她对死亡过程的梦想就是百年前司空见惯的那样，死在家里，有亲人守在周围，简单自然地离去，而不是死在无菌的隔离的遥远的医院走廊。

当我们合著我们的第一本书《人生课程》时，有一章是关于愤怒的。我对伊丽莎白说：“如果你不分享当你被批评时的感受、当你发现你处于临终之时你如此生气的感受，我们就没办法写出愤怒这一章。

她回答说：“人们喜欢我提出的阶段论，他们只是不想看到我处在某一个阶段中。”但她和其他人一样，也是人。

当她面临死亡时，她打电话给我，简单地说：“来吧。”四天来，她的孩子们、我，还有她的另一个好友布鲁克斯，都坐在她的床边，不清楚这次是否是真的结束，还是她让我们惊讶地再次康复。时间从数小时到数天，我们可以看到，这个写了20多本关于临终的书的女人，自己显然在走向死亡了。对那些崇拜她的人来说，空气中有一种激动人心的预感，她的死亡可能会发生一些惊人的事。这个研究死亡和濒死过程的专家也许会有一种卓绝的死亡经历。

我不知道他们在期望什么，是从天上传来美妙的音乐，还是空中出现神秘的彩虹，但这些都没有发生。她的死毫无异常可言，因为那并不是她。相反，伊丽莎白的死亡包含了多年来她热情描述的所有普通的快乐：她在家中的房间里，远离医院，鲜花簇拥，大落地窗，亲人围绕，还有她的孙子们和我的孩子们一起在她床脚玩耍。在她淡然无奇的死亡中，她获得了平和与接纳，这也是她几十年前第一次为所有临终的人所梦想到的死亡。

伊丽莎白曾经说过："死亡不过是一种从今生到另一种存在的过渡，在那里不再有痛苦和疼痛。"这些知识帮助我在失落和悲伤时，知道我关心的人会平安无事。我会和他们重逢。而对我现在所爱的人，我离世后也还会照顾他们。我会和他们一同欢笑，朝他们微笑。如果他们不信死后有生命，我会对他们扮鬼脸，对他们说："哈哈，我们在这里，一切都好。"我知道只有爱才是永恒的，我会想念我曾经的生活和那些失去的人。

我们也怀念你，伊丽莎白。

临终者的权利

- 有被当作一个活生生的人来对待的权利。
- 无论关注点如何改变，都有保持一种充满希望的感觉的权利。
- 无论状况如何发生改变，都有要求内心充满希望的人照顾自己的权利。
- 有用自己的方式表达对死亡的感受和情绪的权利。
- 有参与有关自身护理决定的权利。
- 有要求富有同情心、敏感、有专业知识的人来照顾自己的权利。
- 即使目标可能从“治愈”转变为“缓解痛苦”，也有持续享受医疗护理的权利。
- 有要求诚实和全面地回答所有问题的权利。
- 有寻求灵性的权利。
- 有摆脱身体上的痛苦的权利。
- 有用自己的方式表达对疼痛的感受和情绪的权利。
- 有要求孩子参与死亡事宜的权利。
- 有理解死亡过程的权利。
- 有死亡的权利。
- 有死得安详和有尊严的权利。
- 有不孤独死去的权利。
- 有期望死后遗体获得尊重，不容侵犯的权利。

鸣谢

这本书并非我最后坐下来写时才开始的，而是早在我有幸开始照顾那些后来成为我的好朋友、好老师的病人时，就已经开始了。首先，我要衷心感谢他们。

我深深感谢那些多年来给予我如此多支持的同事们，包括玛丽安娜·威廉姆森。这么多年来，我从她的工作中感受到的一切就是爱和友谊。感谢医学博士伊丽莎白·库布勒·罗斯的建议、指导、智慧和友谊。感谢医学博士马克·卡茨让我在他的急诊室见习，以及他给这本书做的医学指正。感谢医学博士詹姆斯·汤姆斯，感谢他的专业建议，感谢他允许我随时打电话向他提问，感谢他在我整个探索生涯中都是我的挚友。感谢伊丽莎白·泰勒在为艾滋病人争取关爱和尊严的斗争中发挥的领导作用、同情心和坚定不移的承诺。非常感谢特蕾莎修女对我的厚待。慈善传教士对于我们这个世界来说是真正的鼓舞和礼物。

感谢我的第一任经纪人艾尔·洛曼，他对我的早期工作给予了鼓励和信任。他帮助我把一个想法转化成了一本书，这本书为我们所爱的人在生命的最后一章中寻求恢复他们的力量。多亏了哈珀柯林斯出版公司的米切尔·艾弗斯，他的诚实、洞察力和编辑才能对初次写作的作家的确是个礼物。感谢巴里·福克斯帮助我组织结构和解释细节。

我也要感谢哈珀科林斯出版公司的天才们，尤其感谢盖尔·温斯顿的支持，使这个十周年纪念版成为现实，感谢苏珊·温伯格、梅根·纽曼和马修·本杰明的帮助和支持。

感谢琳达·休伊特对我的信任，总是在我身边给予支持，也感谢她对每个项目的品质如此执着。感谢我亲爱的朋友、家人和同事：罗伯特·亚历山大、霍华德·布拉格曼、贾宁·伯克、医学博士伊莲·查伊松、药学博士加里·金、纳斯特兰·迪白、艾琳·盖蒂、约翰·吉尔、雅各布·格拉斯、雅基·古兹曼、社会工作硕士（MSW）苏珊·哈比夫、文学硕士（MA）玛丽·约翰·哈特、杰弗里·霍德斯、卡特里娜·迪白·霍德斯、西尔维亚·亨特护士、韦恩·哈奇森护士、朱迪丝·金、乔尼·马歇尔、安·马西、罗伯特·马特、杰瑞·米利肯、凯西·帕克斯、贝瑞·贝伦森·帕金斯、埃德·拉达、泰瑞·里特护士、帕姆·萨菲尔、特伦特·圣路易斯、桑迪·斯科特牧师、杰伊·泰勒、史蒂夫·泰勒、史蒂夫·乌里韦、马克·薇拉牧师和夏塔尔·维斯特曼。这本书的问世离不开这些优秀的人所给予的爱、支持和贡献。

我也深怀着爱来感谢那些仍活在我们记忆中的人：芭芭拉·卡普兰、史蒂夫·德拉因、兰迪·弗里泽尔、哈里特·艾弗斯、大卫·韦姆·约翰逊、罗恩·麦奎尔、史蒂夫·奥德菲尔德、路易斯·帕斯金、安东尼·帕金斯、汤姆·普罗科特、罗恩·罗斯、丹·斯通、理查德·泰勒、山姆·威廉姆森和弗洛伦斯·齐西马托斯。

谢谢医学博士阿诺德·福克斯、本·锡安·伯格曼拉比、里奥·霍尔神父、罗纳德·大卫·比姆斯牧师、基思·格林，谢谢他们坦诚待我和给予我的时间。

最后，感谢我的教女艾玛·威廉姆森，她从一开始就教会了我生活。